経営学を学んでいないドクターのための

クリニック成功マニュアル

梅岡比俊 梅華会耳鼻咽喉科グループ理事長

中外医学社

はじめに

　ワシントン大行進で、マーティン・ルーサー・キング・ジュニア牧師が「I Have a Dream」で始まる人種平等と差別の終焉を呼びかけた演説を行い、アメリカの公民権運動に大きな影響を与えた話はあまりにも有名ですが、私にも夢があります。それは、何らかの形を通して「この日本を明るく元気にする」という夢です。

　最近のニュースを見ていると、日本の未来に対するポジティブなメッセージが非常に少なくなってきています。いや、むしろネガティブなメッセージばかりが私たちに伝わってきているように思います。ざっと挙げても、銀行の減少、超高齢化社会、膨大な日本の財政赤字といった社会環境問題や、ちまたでは無差別殺人事件や連続放火事件など、暗いニュースばかりが流れてきているように感じているのは私だけでしょうか?

　私も社会人となって結婚し、そして子育てをしていく中で、自分の子どもたちの10年後、20年後、30年後、そして日本の将来を考えたとき、昨今の状況を決して楽観視はできないと感じています。そうした中で、1人の人間としてはどこまでできるかわかりませんが、自分自身の使命といいますか、本当にやりたいことは何だろうかと突き詰めていくと、どんなに小さな一歩でもいいから、まず今、現に身を置いているこの医療という現場で何らかの形で社会貢献したいと考えるようになりました。

　今までは漠然と行っていた診療という行為の根底にある自分の使命というものが見えてきた時に、私の心は晴れやかになってきました。そして、患者さん、特にお子さんたちが症状を悪化させてクリニックにやって来た時に、しっかりと適切な治療を施し、安心と元気を与え、明日か

らの日々の活動に復帰してもらいたい——そう願い、患者さんたちに対して心を込めた働きかけを日々積み重ねることによって、私の夢、日本を元気にすることが叶うのではないかと、そう思うようになりました。

　考え方は人それぞれかもしれませんが、自身の診療を通して、患者さん、ひいては日本を元気にするという考え方を持つことで、私自身の日々の仕事のやりがいは支えられています。使命にそって一貫性を持って生きる——そう決めた後はあまり小さなことに捉われなくなったように感じています。

　想い返せば、私が開業した7年前、クリニックの運営・経営、そういったことを専門とする著書はほとんどなく、私は一般的な経営に関する書籍を何冊も読んだり、時間をかけて何人もの先生や先輩方のお話を伺い、こつこつ、こつこつと学ばなければなりませんでした。誠に手前味噌ではありますが、本を読んで開業医のモデリングを疑似体験することでクリニックの運営のポイントをわずか3時間で学べるのが本書です。

　この本を出版し、私自身が今まで開業してから歩んできた道をこれから開業しようとされている皆さん方とシェアすることによって、少しでも何かしら感じ取ってくださったり、学びとってくださったとすれば、この上なく幸せに思います。なぜならば医師という職を通して独立開業するというプロセスにおいては、誰もが同じ道を歩み、同じように感じ、同じようなところで失敗して、同じように乗り越えていく……、そう私は感じているからに他なりません。

　どうせ同じところで同じ失敗をするのであれば、事前の予測と予備知識をもって問題に対処できれば深い傷を負わなくて済む、あるいは簡単にその山を乗り越えられると思うからなのです。さらに、開業したクリニックがそれぞれの患者さんを元気にしていくことで、日本全体が元気になると信じているからなのです。

　学ぶということは単に知識を手に入れるだけではなく、実行すること

であり、テストを繰り返し、さらによりよき成果を得るということです。この本の中に、皆さん一人ひとりの琴線にふれるものが何かしらあり、この本がよりよい方向性が見えるきっかけになればとても嬉しく思いますし、同時に自分自身も7年の努力で得た業績は、10年後、15年後にはおそらくさらに加速して成長するものだと確信しています。

　人ひとりの頭の中の思考回路というのはたかだか知れているものかもしれませんが、同じように前向きな新しいことに挑戦し、開業医としてより地域に貢献していこうと考えていらっしゃる同志の先生方とのコミュニティーを通して、もっともっと医療人として社会貢献できたら最高に幸せだと考えています。それは梅華会がミッションとしている「医療を通して日本の未来を明るくすること」に繋がっていくことだからです。

　本書を読まれた皆様が何かヒントになるようなことや気付きがひとつでもありましたら、著者としてこれに勝る喜びはありません。

　　　2016年1月

　　　　　　　医療法人社団　梅華会　梅岡　比俊

目　次

序章

現代の開業医に求められる
「能力」「熱意」「考え方」

　今こうしてこの本を手に取ってくださっている皆さんの多くは、日々臨床現場で患者さんと接し、まさにプロフェッショナルとして医療を支え、そして患者さんに貢献するという素晴らしいお仕事をなさっているドクターではないでしょうか。そして、日々患者さんと向かい合う中で、投薬であったり手術であったり様々な技術を通して多様な提案を行い解決に導くことで、世の中に貢献されていらっしゃるでしょう。日々の診療は、私たち医師にとっては、条件反射のごとく、まさに水を得た魚のようにスラスラと行える、自然に身に付いている行為なのかもしれません。

　そのような皆さん方が、これから次の人生のステップを歩もうとしたときの選択肢の１つに開業があります。開業すれば、医師であると同時に経営者となるわけですが、開業医と勤務医との能力・熱意・考え方にはおのずから差があります。

　まず、開業医の「能力」には、先ほど申しました医師としての医療の知識や技術の提供といった能力だけではなく、経営者という立場に立ったうえでの能力が必要です。しかし、私たち医師は、学生時代にはそうした経営に関する授業や指導を受けた経験はほとんどないのが通常ではないでしょうか。

　さらに、一口に経営者としての能力といっても１つではなく、そこには様々な能力が求められます。ちまたには多くの経営者としての心構えを説く本が溢れ、経営者の能力について述べていますが、いったい医師にとって一番必要な経営者としての能力とは何なのでしょうか？

　経営者としての能力には様々なものがありますが、開業医と勤務医の大きな違いであり、**医師が開業し経営者となるときの心構えとしてもっとも大事な能力**は、私は「チームづくり」をする能力と考えています。今までの勤務医としての診療であれば、医師として患者さんと向かい合い解決を図る、すなわち治療をする過程では、そ

れほど自らがチームづくりをすることを意識しなくてもよかったで
しょう。

　しかし、開業したからには、診療で関わる患者さんだけではな
く、雇用するスタッフや出入りする業者さん、そういった方々との
パートナーシップや人間関係づくりのノウハウが、クリニックを運
営する上で、経営者として非常に求められる能力となるのです。経
営者としては様々な能力が必要なのですが、その中でも最も必要な
チームづくり、つまり、人に協力を依頼したり人と人の連携を図る
といったことが、もしかしたら医師にとって一番苦手なことなのか
もしれません。医師としてこれまでに培ってきた医療に対する能力
は当然揺るぎないものですし、学生時代は学業にも秀で能力があっ
たからこそ医師になれたのでしょうが、それはあくまでも学生時代
までのことであり、必要とされる能力は、社会に出ればまたおのず
と変わってきますし増えてもきます。そうした環境の変化に合わせ
て自分自身がどれだけ成長することができるのか。変わることがで
きるのか。少し居心地の悪い想いをするかもしれませんが、そこを
躊躇せず自分の安全な領域から飛び出して、新しいことに挑戦して
いく姿勢が必要になってくるのです。

　次に必要なのが「熱意」です。開業した後に、必ずいろいろな想
定外の問題が出てきます。患者さんが全然来ないとか、スタッフが
育たなかったり、辞めてしまったり、資金繰りなどのために金融機
関との交渉、あるいは患者さんからのクレーム対応など……。こう
した問題や危機を乗り越えていくためには、絶対にやるんだという
決断と熱意が絶対必要になってきます。その熱意の源に、自分自身
がなぜ開業したのか、なぜこの場所で開業するのか、どのような想
いで仕事をしていくのか——といった理念やミッションという背景
があれば、その熱意もより維持・継続しやすいのではないかと考え
ます。

　また、そうした熱意は、同業である開業医同士でコミュニケーションを図ることの源となり、ひいては日々自分自身の知識のブラッシュアップに繋がります。そして、他のクリニックのよいところを取り入れて実行したり、自分で考えて自らやりたいと思うことをしたりする行動が、他の開業医に啓発されて、また新たな熱意が湧くという正のサイクルも生まれてくるのです。

　3つ目に重要なのは「考え方」ですが、この考え方というのは、いわゆる心の持ちよう、すなわちマインドです。自分自身の考える未来に対してどれだけイメージができ、そして謙虚に素直に他者の意見に耳を傾け、良い点を取り入れるかという心の在り方です。私自身、まだまだその過程の中ではありますが、先人や偉人から人としての姿勢を学び、日常生活の中で節約・勤勉・朋友・そして人に対する愛などを実践し、医療人である前に、まず人間として人の役に立つ存在、人から必要とされる存在になることを目指しています。私がこのことを目指すことは、クリニックが社会への貢献と成長にどれだけ価値をおくか、という経営に対する私の考え方に繋がります。

　実は、この　**人生、仕事の結果＝能力×熱意×考え方**

「能力」「熱意」「考え方」というのは京セラの名誉会長で名経営者である稲盛和夫さんが提唱されている人生の方程式で、人生・仕事の結果や成果は、「考え方×熱意×能力」という一つの掛け算で表すことができるというものです。

　例えば、能力が100、熱意が100あったとしても、考え方がマイナスに振れているとその成果はマイナスになるということです。つまり、この方程式によれば「考え方」はそれほど重要な要素です。極端に言えば、勤務医をしていた時期の考え方は、開業する上

においては邪魔をする考え方ともなり得るのです。この人生方程式は、クリニック開業、そして経営の上でもとても重要だと思っていますので、私自身いつも肝に銘じています。

　皆さんも、開業するに当たって果たして患者さんが来るのだろうかという恐れを抱くこともあるでしょうし、既に開業し想い通りにならない状況に不安を抱くこともあるでしょう。そのような時には、自分自身がどれだけ自分を信頼し、誇りや自尊心をもって、この地域で絶対に成功するんだというモチベーションを保てるかどうかが重要です。それら全てを踏まえたうえで、私は自分自身がこれまで開業を決めてからの7年間で経験してきたことを本書でお伝えしようと思っているのです。実は、私は「失敗」という言葉はあまり好きではありません。失敗は成功に至る「経験」であると捉えていますから、自分のこれまでの行動の結果は、「成功」と「経験」しかありません。そして、これからもより多くのことにトライし続けたいと考えています。

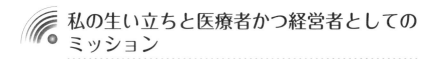

私の生い立ちと医療者かつ経営者としてのミッション

学生時代

　私はベビーブーム世代真っ只中の1973年、大阪府の寝屋川市という、ちょうど大阪と京都の真ん中にあるところの、いわゆるベッドタウンに生まれました。家の周りにはその当時、民家がたくさんありました。池やゴルフ場、遊び場や公園もたくさんあって友達もたくさんいたし、とにかくいろいろなことを経験した想い出があります。

　家族は父方の祖母と両親と弟という環境で育ちました。両親からとても愛されたというのは当然ですが、とにかく祖母がとても可愛

強した記憶はあまりなくて、小学校時代の想い出といえば運動会、美術会、遠足などの行事や友達と遊んだこと、ガンダムのプラモデルなどの記憶がほとんどを占めています。学校の授業にはあまり興味がなかったのです。そしてそのまま地元の中学校に進学しました。

　中学校では野球部に入部しました。幸いレギュラーをもらえて、キャッチャーで４番という大役をもらえて楽しかったです。勉強に関しては授業で知識が得られたという感覚はなく、まともに授業を聞いていることはなかったと思います。

　ちょうどその頃から、司馬遼太郎の常に人にフォーカスした歴史小説がとても面白くなり、人が生き生きとしている様が好きで多くの著作を読みあさりました。歴史が好きといっても年号を覚えるのが得意だったわけではありません。歴史の流れというよりは、人がその時どう動いてどう思ったのかを知ることがとても好きでした。つまり、興味があったのは、「1867 年、大政奉還があった」ということより、徳川秀康がその時どう動いたか？　勝海舟がどう動いたか？　坂本龍馬がどういうことを考えどう動いたか――などなど、歴史の中の人に焦点を当てて、歴史上の人物のダイナミックな行動や考え方を学ぶことで、そこが私には面白かったのです。

　中学の成績は中の上くらいで、１回、試しに浜学園の塾の模擬試験を受けたのですが、自分では、この近辺の灘高校や甲陽高校に受かるんかな？と思っていたのに、試験問題が学校の問題と全然違うので全く手も足も出ず、散々な点数で戻ってきた記憶があります。とはいえ、引き続き塾も行かず、行きたいとも思わなくなっていました。ただただ野球が楽しくって、それから、当時ファミコンが流行っていたので『ドラゴンクエスト』とか『信長の野望』とか『三国志』などのゲームで遊んでいました。テレビゲームだけやっていたら、どれだけお腹が減っていても 24 時間やる自信があるというく

においては邪魔をする考え方ともなり得るのです。この人生方程式は、クリニック開業、そして経営の上でもとても重要だと思っていますので、私自身いつも肝に銘じています。

　皆さんも、開業するに当たって果たして患者さんが来るのだろうかという恐れを抱くこともあるでしょうし、既に開業し想い通りにならない状況に不安を抱くこともあるでしょう。そのような時には、自分自身がどれだけ自分を信頼し、誇りや自尊心をもって、この地域で絶対に成功するんだというモチベーションを保てるかどうかが重要です。それら全てを踏まえたうえで、私は自分自身がこれまで開業を決めてからの7年間で経験してきたことを本書でお伝えしようと思っているのです。実は、私は「失敗」という言葉はあまり好きではありません。失敗は成功に至る「経験」であると捉えていますから、自分のこれまでの行動の結果は、「成功」と「経験」しかありません。そして、これからもより多くのことにトライし続けたいと考えています。

私の生い立ちと医療者かつ経営者としての ミッション

学生時代

　私はベビーブーム世代真っ只中の1973年、大阪府の寝屋川市という、ちょうど大阪と京都の真ん中にあるところの、いわゆるベッドタウンに生まれました。家の周りにはその当時、民家がたくさんありました。池やゴルフ場、遊び場や公園もたくさんあって友達もたくさんいたし、とにかくいろいろなことを経験した想い出があります。

　家族は父方の祖母と両親と弟という環境で育ちました。両親からとても愛されたというのは当然ですが、とにかく祖母がとても可愛

がってくれました。とても愛されて育てられたことに今でも感謝しています。父はやさしくかつ厳しい人でした。特に躾には厳しかったです。躾は大事だと心の底から思えるようになった今では、とても感謝しています。母は慈しみ溢れる人で、優しく接してくれました。そういう優しさを引き継いでいきたいし、自分の子どもたちにもそういったことを伝えていきたいと思っています。

　うちの家庭には、後になって思うと変わっていたことがあるのですが、それは習い事を一切許してくれなかったことです。小学校に入った時にみんなが水泳を習っているのを見て、私も水泳教室に入りたいとお願いしたのですが、「教室には入らないで自分でやれ」と言われました。のちに、特別に貧乏というわけではなかったので、水泳教室に行かせようと思えば行かせるお金はあったけれど、自分でやることが大切だと言われました。ですから、結局塾にも行かせてもらえませんでした。とにかく、習い事が嫌いな父でした。それが良いか悪いかはわかりませんが、自分で学ぶことの大切さは伝わりました。

　自分で学ぶためなのか、うちには本だけはたくさんありました。また、「本はいくらでも買っていいよ」と言われたので、その当時あった『世界の偉人』『日本の偉人』というシリーズで、織田信長、豊臣秀吉、聖徳太子、源頼朝、坂本龍馬といった人物の伝記をたくさん読んだ記憶があります。

　小学校時代を通して、勉強しろと言われたことも勉強したこともほとんどなく、野球をしたり、ため池でザリガニを釣ったり、コオロギを捕まえたりして帰っては、母に嫌な顔をされました。また、使い古した切手を大量に集めて、お風呂場で糊を剥がしては、同様に母に嫌な顔をされたりもしました。

　小学4年生の時に、今考えると医者を目指すきっかけの1つともいえる事件が起きました。祖母が体調を崩して歩けなくなってし

まったのです。温泉旅行が好きな家族で、それまで月に一度は家族で温泉旅行に出かけていたのですが、ある時、祖母が歩けないから温泉には行きたくないと言い出したのです。私たち子どもには事情がわからないので、おばあちゃんに「温泉に行こう、温泉に行こう」と言いましたが、祖母は「留守番しとく」と言って行きませんでした。それを見て、元気になってほしいなと思いました。今に考えれば、間歇性跛行だったのですが、大腿部、太腿の付け根の血管が詰まってしまう ASO（閉塞性動脈硬化症）という病気でした。

　祖母は大きな病院で手術を受けることになりました。血管の詰まっている箇所に人工血管で血液の流れを保つ、いわゆるバイパス手術です。その手術によって祖母は見違えるように回復し、スタスタと歩けるようになりました。それを見て「お医者さんてすごいな、かっこいいな」と思ったのを覚えています。祖母はそれから数年して亡くなりましたが、亡くなる前の数年間はとても喜んでいました。

　当時の私は、「医者はかっこいい。だが待てよ、血を見るのは嫌いだし恐いことも嫌なので、目指す職業としてはないな」と思っていました。お医者さんがいいなと思ったのは一瞬でした。プロ野球選手、その前は、ベタに消防士になりたい、警察官になりたい……。余談ですが、子どもって本来は正義感が強いと感じます。特に男の子はそういうものかもしれません。なぜなら私の子どもも消防士になりたいと言っています。

　そのようなわけで、小学校の時は勉

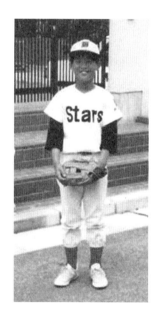

強した記憶はあまりなくて、小学校時代の想い出といえば運動会、美術会、遠足などの行事や友達と遊んだこと、ガンダムのプラモデルなどの記憶がほとんどを占めています。学校の授業にはあまり興味がなかったのです。そしてそのまま地元の中学校に進学しました。

　中学校では野球部に入部しました。幸いレギュラーをもらえて、キャッチャーで4番という大役をもらえて楽しかったです。勉強に関しては授業で知識が得られたという感覚はなく、まともに授業を聞いていることはなかったと思います。

　ちょうどその頃から、司馬遼太郎の常に人にフォーカスした歴史小説がとても面白くなり、人が生き生きとしている様が好きで多くの著作を読みあさりました。歴史が好きといっても年号を覚えるのが得意だったわけではありません。歴史の流れというよりは、人がその時どう動いてどう思ったのかを知ることがとても好きでした。つまり、興味があったのは、「1867年、大政奉還があった」ということより、徳川秀康がその時どう動いたか？　勝海舟がどう動いたか？　坂本龍馬がどういうことを考えどう動いたか──などなど、歴史の中の人に焦点を当てて、歴史上の人物のダイナミックな行動や考え方を学ぶことで、そこが私には面白かったのです。

　中学の成績は中の上くらいで、1回、試しに浜学園の塾の模擬試験を受けたのですが、自分では、この近辺の灘高校や甲陽高校に受かるんかな？と思っていたのに、試験問題が学校の問題と全然違うので全く手も足も出ず、散々な点数で戻ってきた記憶があります。とはいえ、引き続き塾も行かず、行きたいとも思わなくなっていました。ただただ野球が楽しくって、それから、当時ファミコンが流行っていたので『ドラゴンクエスト』とか『信長の野望』とか『三国志』などのゲームで遊んでいました。テレビゲームだけやっていたら、どれだけお腹が減っていても24時間やる自信があるというく

JCOPY 498-04836

らい好きでした。

　その当時、将来はプロ野球選手になりたいと真剣に思っていました。高校野球をやり、プロ野球選手になりたいなと思っていたのです。阪神タイガースのファンだったので、よく自転車で甲子園まで観戦に行っていました。高校野球は第1試合から第4試合まで一日中見ていても飽きなかったものです。自分もよく自宅の庭で素振りをして、地面の芝生を剥がして怒られました。

　ところが、中学の大会の時にあれ？　と思う出来事に出合います。市の大会で、出場した他校にすごい剛腕投手がいたのです。後に島根県では野球で名の通った江の川高校に野球留学したと聞いたその投手は、それはそれはすごいピッチャーで、中学生なのにフォークボールを投げたりするのです。ボールは速すぎてストレートもフォークも見分けがつかないのです。とにかくすごい人がいるなと圧倒されたのを今でも覚えています。

　そんな経験があったからでしょうか、プロ野球に行きたいからといって野球で有名な報徳学園に進学するという勇気もなく、学力では中の上のレベルの県立御影高校に進学しました。一番レベルの高い神戸高校にも手が届きそうだったのですが、美術の内申点が2だったので諦めました。よくよく考えると美術の課題の提出を怠っていましたので、美術に関しては優良児ではなかった、いえ、問題児でした。

　中学までは、勉強よりも野球や遊ぶことが好きでしたが、父は「塾は行かさない」と言いながら、勉強しているかどうかは監視していましたので、私も「言われたことくらいはしよう」というスタンスで、一応勉強にも取り組んでいました。「勉強は自分でするもんや」というのが口癖の父は、父権が強かったので歯向かえる対象ではありません。中学のころは父に対して何も言えませんでした。例えば、わが家は家族で外食するのが好きだったのですが、中華料

理店に行くと父は「何でも頼んでいいよ」と言います。しかし「じゃあ、コーラ！」と頼んだら「あかん」と却下されます。食事の時にコーラはだめだという父の範疇での「何でもいいよ」だったのですが、当時の私は何となく納得がいきませんでした。今になって思うと、父の言うとおりです。

　母はとにかく優しかったので、厳しかった父のサポートをして、2人がいてうまくバランスがとれていたような気がします。父に叱咤されて凹むこともありましたが、それに対して母が優しく接してくれたものでした。今では、私も子どもとはそういう関わり方をしたいです。もしかしたら、父親はある程度嫌われ役というか、厳しいなと思われるくらいが丁度いいのではないでしょうか。反抗期は高校時代にあったと母に聞きました。一緒にバスに乗っても横に座ってくれなかったと言っていました。反抗期があったと言ってもその程度の反抗期です。

　御影高校へは、プロ野球選手の夢もぬぐいきれないまま、ただ学業もしっかりやらないといけないという気持ちで入学しました。その当時は、1学年11クラスあり1クラス平均47人、1学年合計510人の学校でした。後から担任の先生に聞いた話ですが、入学試験の成績順で11クラスに振り分けられたそうです。私は11番で合格したので、11番目のクラスでした。そのクラスの担任になったのが、私の一生の恩師となる千葉先生で、英語の先生でした。千葉先生は、自分が御影高校のレベルを上げるから、一番出来の悪いクラスを持たせてほしいということで11番目のクラスの担任となったそうです。今思えば、自分が11番目のクラスで本当によかったなと思います。

　千葉先生の考え方は筋が通っていて、英語の授業では「文法も大切だけれども単語もしっかり覚えなければいけない、反復練習が大事」だと言います。そして、とにかく授業中に当てまくります。1

回の授業で 1 人 2 回は当たります。50 分の授業で 40 人出席していたとしたら、1 分も経たないでにすぐ当てられます。私は先生が好きだったし、親身になってくれる先生だったので、そんな授業に対して「当てられても答えられるようにしたい」という想いでいました。当てられて答えられると、なにかしら「やった！」という感じです。そのおかげで英語の成績が伸びて得意科目になりました。小学校から高校までの授業の中で私が唯一面白いと感じたのは、千葉先生の英語の授業です。

　英語の授業以上に大変だったのが野球部のクラブ活動です。毎日朝 7 時から練習があって、昼休みはウェイトトレーニング、授業の後も練習と厳しいものでした。部員は 1 学年 20 人くらい、全学年で約 60 人いるのでグラウンドに入りきりません。1 年生がすることといえば、まずトンボでグラウンドの整地をして、そのあとはキャッチボールをさせてくれるわけでもなく、ランニングです。その時は、すごくランニングが嫌で、「なんで野球するのにランニングしなあかんねん」と思っていました。

　余談ですが、ランニング嫌いは私が大学時代に所属していたテニス部でも同じで、テニスはボールを追っかけるんだからランニングはしなくていいでしょと思っていて、ランニングには精が出ませんでした。ベッタ（ビリ）になっても全然気になりませんでした。私はランニングで勝負はしない、テニスで勝負をすると思っていましたから……。それが、今ではフルマラソンに挑戦するほどランニングが好きなのですから、人は変わります。御影高校のある国道 2 号線沿いを通ると今でもランニングのことを想い出します。

　野球部では、4 月に入学してから夏までに 1 回だけ「1 年生、好きなポジションに並べ」と言われて、球出しをしてもらって返球をしたことがありました。その時、私は外野のポジションにいたので、1 球だけ返球しました。夏までにボールを握ったのはその一度

だけです。野球部に入ったからには当然レギュラーになりたかったので、実力ではレギュラーになれない立場にいることに違和感を覚えました。人気の野球部でしたので、同級生には4番でピッチャーのような生徒ばかりが集まっていました。このまま練習を続けてもレギュラーになれるかというとはなはだ疑問で、また、学業の方が大事かなとも考え、1年の秋口に退部しました。

　退部する時は本当に悩みました。父にも「最後までやれよ」と言われるような気がしたのです。実は父には「高校入って野球しても、卒業したらできへんで」と言われていましたが、それでも野球がやりたいということで野球部に入ったのです。野球をやめてから、地域のテニススクールに行くようになったのですが、それで父親はなんとか納得してくれたようです。

　私の父が機械関係の仕事で自営業をしていたので、将来は理系の機械科に行こうと漠然と考えていました。しかし、理系コースのクラスに入ったときに大きな壁にぶつかりました。物理です。あらゆる物事をできるだけシンプルに捉えるという物理の視点に違和感を覚えました。例えばボールがあるとします。ボールを転がすと、物理の世界ではそれは永遠に転がり続けると考えます。物理ではそういう仮定をするのですが、現実とは異なるので違和感を感じてしまいました。あるいは、あらゆる物質の中心に点を置くという考えがあります。どれだけ大きいボールであろうが小さいボールであろうが、物体そのものはその中心にしか存在しないという仮定をつくるのです。物理はそういった仮定だらけで「そんなんいったって仮定と現実とが違うやん」と敬遠してしまいました。後になってわかるのですが、それらは複雑な事象をシンプルにしてみて、そこから理論を広げていくというアプローチ方法でした。しかし当時はそれが受け入れられず、嘘くさいなと想い物理が嫌いになりました。

　そして、大学はかっこいいから京都大学を目指しました。京大機

械科は大惨敗でした。まるっきり受かる気はしませんでしたが、でも京大以外は行かないと思っていましたから、他は受けませんでした。予定通り不合格、でも全く悔しさもありませんでした。とはいえ、かたや小学校時代から勉強は自分でするものといっていた父がいます。そこで、「たくろう」かと初めて悩みました。「たくろう」とは自宅浪人のことです。それでも、河合塾で勉強したいと想い、ダメもとで父に相談しました。ところが父は、あっけなく「浪人やったら予備校に行ってもいいよ」と許してくれました。父には高い学費を払ってもらって感謝しています。河合塾は大阪府中津にありました。医学部進学コースではなく、京大理系コースに入りました。

　河合塾で勉強するうちに、周りにいる予備校の同級生の中に医学部コースに変更する友達が増えてきました。それを見ながら、私も改めて進路について考え直しました。「生」とか「死」とか「自分の人生」とかを考えた時に、医療というものは社会に貢献する、役立つものだという想いが湧き上がってきました。それまでにも、医療などに関係する本をいろいろ読んでいましたし、小学4年の時の祖母のことも想い出しました。

　周囲の変化にも影響されて、医学部志望に心が傾きはじめ、父に相談してみました。すると、父は「家業を継がなくてもいいし、自分で考えて自分で行動しろ」と言うのです。私は長男の自分が家業を継いだら親が喜ぶと思っていましたが、父はそれを求めていたわけではありませんでした。それでも悩んで悩んで、医師という仕事も悪くはないなと思うようになり、最終的には医師を目指すことにしたのです。

　最初は、もちろん京大医学部に行きたいと思ったのですが、それは全然レベルが違うというか、何年浪人しても無理そうでした。次の選択として国公立の医学部に行こうと考えましたが、英語と数学

は得意だったものの、ここでまた、物理が壁になったのです。幸いなことに、そこでまた恩師となる別宮先生に出会いました。予備校での別宮先生の物理の授業がめちゃくちゃ面白かったのです。何が面白かったかというと、とにかくわかりやすく、理解がどんどん進むのです。先生は物理をなぜそういうふうに考えるかというところまで詳しく教えてくれました。目の前の自然現象に対して原理から出発し理論を構築していく物理の捉え方がわかったことで私の中に知識がストンと入ってきて、物理の成績がとても上がりました。壁だった物理は大得意になり、模擬試験でもよい成績がとれるようになりました。医大に合格して、今こうして医者になれたのは別宮先生のおかげです。どんな師匠がいてどんな教えを受けるかというのは、とても大事なことです。

　苦手の物理を克服したことで奈良県立医科大学に入ることができました。御影高校の千葉先生のところに合格の報告に行ったらすごく喜んでくれて、近くの食堂に行きナポリタン大盛をおごってもらいました。「本当によかったな～」と言ってくれて、私も本当に嬉しかったので忘れられない想い出です。

　大学では、クラブはテニス部に入りました。野球部からも勧誘されましたが、野球はもういいかなと思いましたし、女の子にもてそうなのでテニス部に入りました。入部初日に、まず衝撃の一言を聞かされました。「授業出なくていいから、テニスだけしとけ」と。

　「ええ？？　どういうことですか……？」

　授業に出ても面白くないからと言われました。そうなんかな～と想いながら授業に出たら、実際に面白くなかったです。教える側として、責任もって学生にどれだけの価値を与えようとしているかについて疑問ある授業でした。毎年毎年同じ内容の授業をしている中で、何かしら生徒のモチベーションを上げようとする気はないのかと想い、大学の授業は私にはちょっと合わないという気がしまし

た。

　私はギリで大学に受かっているのですが、要領のよさで、出席率は大学生 100 人の中で 5 本の指の中に入るくらいに授業をこなしつつテニスをしていました。研修や実習の時だけ白衣を着るのですが、短パン・半袖の上から白衣を着るとちょっと変なふうになります。白衣の裾から黒い脛が出ているのです。

　また、持ち前の要領のよさ（？）で、この先生は実習をどれくらい大事にして、片やこちらの先生は試験をどれくらい大事にするかについて、先輩から情報収集して実習や試験に臨みます。試験でも情報収集を徹底的に行って、その先生が出すであろう過去問を中心に勉強しました。有り難いことに、過去問をデータとして残してくれている先輩がいて、無料でそれを提供してくれました。また、すごく丁寧に試験の記録をとっている先輩がいて、その先輩のノートが試験前に流れてきたりもしました。ですから、試験前になったらコンビニのコピー機でひたすらコピーです。今になっては、それくらいしか授業についての記憶がないのです。

　大学 5 年になった時に、附属病院の内科・外科・精神科・眼科・皮膚科・耳鼻咽喉科を見て回りました。専門を耳鼻咽喉科に決めた理由の 1 つは、内科的治療も外科的治療もできるという点です。身体所見や検査で診断を下し、薬剤を処方・投薬して患者さんを治す内科的治療と、手術して患者さんを治す外科的治療の両方のアプローチができる診療科が耳鼻咽喉科だと先輩に言われたのが心に響きました。外科もいいけど、内科的なこともしたいと思いました。もう 1 つ耳鼻咽喉科を選択した大きな理由は、最終的に開業ということを考えたときに、外科のように大きな施設もいらないので耳鼻咽喉科は開業しやすいだろうと思ったからです。この時、すでに将来的には開業を視野に入れていました。

　いつかは開業したいと思った理由に、自営業だった父の「大きな

企業のサラリーマンになるのもいいけれど、ラーメン屋の屋台を引っ張るのもいいよ」という言葉の影響があります。「鶏口となるも牛後となるなかれ」という中国のことわざがありますが、小さくてもいいから自分でやってみたらという意味です。父の言葉の影響もあって、将来は耳鼻咽喉科の開業を視野に、大学を卒業した時は、奈良県立医科大学の耳鼻咽喉科に入局しました。

勤務医時代

　研修医は、月給制ではなく日給制なので社会保険はつきませんし、ボーナスも残業手当もつきません。当時の初任給は158,000円でした。当時の上司から、「君たちは医者としての仕事は何にもできないのだから、158,000円もらって、しかも教えてもらえることを有り難いと想いなさい」と言われました。

　大学時代の実習で何か学んだことがあったか？　例えば、注射の仕方——学びません。メスの握り方——学びません。全て机の上の筆記試験で、技術試験はなし。ですから、この症状の患者さんはこういう血液結果が出たので次にこういう検査をしたらよい、あるいは、こういう症状が出現したのでこういう薬剤を点滴投与すればよい、といった知識はありますが、技術とは全然結びついていなかったため、いざ現場に出た時に全く動けない自分がいました。看護師さんから指示を聞かれても、答えることができませんでした。どこの病院にもある話ですが、研修医は看護師さんにいじめられます。わからないのですからいじめられるのも当然といえば当然です。3年くらい現場を経験している看護師さんの方が、よっぽどスキルがあるのです。ですから私は、何かあると「上の先生に聞いてきます」というだけの伝書鳩です。今考えればその程度で158,000円もらって勉強させてもらったというのは有り難いことです。

　ところで、研修医は365日休みなし。毎日病院に行って患者さ

んを診て、勉強していました。当時は何科でも一緒だったと思います。救急科では患者さんを救急する現場に入り、救急車にも乗り、麻酔をかけたりいろいろな分野の勉強をさせてもらいました。手術の仕方から患者さんとの接し方・説明の仕方など、医学的な知識が深まりました。総じて研修医時代の2年間は楽しく過ごしました。

　その時代につらかったことと言えば、避けて通れないことですが、私の担当した患者さんが亡くなったことです。中咽頭癌という耳鼻咽喉科領域の癌だったのですが、なかなか治りにくい癌でリンパ節に転移してしまいました。ずっと関わってきた方がお亡くなりになるということは哀しいと感じると同時に、医療の限界というものを感じました。医師が治すなんておこがましい話であって、医師は患者さん本人が自分で病気を治すサポートをしているだけであり、医療はパーフェクトではないと感じました。医療の厳しい現実をつきつけられた気がします。

　私が医者になろうと思ったのは病気を治すためであり、治らないとわかっている患者さんにどこまで治療をするかということに焦点を当てることに苦労しました。人生の死に際に寄り添うとことを続けていくのは心理的につらいものがありました。

　研修医時代には、自ら主体性をもってことに当たる場面が少なかったので、徐々に自分の勤めている病院以外でもいろいろ見てみたいという想いが強くなり、2年間の研修が終わってから大分県にある民間病院へ赴任しました。大分の病院では民間と公立の差をすごく感じました。民間病院がこれほどまでシステマティックによい運営をしているんだと感銘を受けたのです。医師は医師としての仕事に注力する、看護師は看護師としての仕事に注力する、医療スタッフは医療スタッフとしての仕事に注力する——それぞれが専門職としてプロフェッショナルな仕事をしていることが、前の公立病院とは全然違いました。

　少し傲慢な言い方ですが、医師は給料が高くてコストがかかる、したがってそれに見合った仕事は診察、手術、検査といった医療技術の提供であって、それ以外の雑用（といっては語弊がありますが）、コメディカルでもできる仕事をドクターがするとパンクしてしまい離職に繋がると考えていたので民間病院のチームアプローチという仕組みにすごく感銘を受けたのです。そこは私にとってもすごく働きやすい職場でした。こういう病院の在り方は、他でも求められるべきだなと思いました。

　その病院を皮切りに、大阪、北海道を経てふたたび奈良県に戻るのですが、その後開業したきっかけはいろいろあります。やはり一番大きな理由は、自分の思うような診療をしたいと考えたことです。自分で診療に当たって、治療方針を立ていく過程で、自分のやりたいことをやってみたい、やりたいように組織もつくってみたいと思ったのが一番大きな理由です。

　病院という組織の中だと、そこが大きな病院であればあるほど、一個人の意見はなかなか通りにくいものです。もっとこうしたらよいのにと思うことは多々ありましたが、個人の考えを大きな組織は受け入れにくいと感じました。

　とはいえ、異動する先々の病院に師匠となる方がいらして、行く先々でいろいろな先生から教えていただいたこと、それが私にとって一番の財産になっています。手術のやり方は、今ではもう忘れてしまったこともありますが、医師として患者さんにどう対応するかとか、チームをどうマネジメントするかとか、医師としての在り方は私の中に今でも生きています。

　現在、理事長としてスタッフに接する時も「○○先生はこういう接し方したな」とか「○○理事長はこうだったな」とか、患者さんと接する時も「ああ、○○先生はこう患者さんに接していたよなあ」とか「こう接したら患者さんに安心感を与えるんだなあ」とか……

若いころにお世話になった先生方の影響が今でもずっと残って、それが今も財産になっています。

私のミッション

　私が開業を考えた時、開業についてのノウハウを学ぼうと思ったものの教材がなく、既に開業された先輩からのアドバイスや助言が一番の情報源となり、非常に参考になりました。

　ですから、この本は開業を志す勤務医に役立つ書籍になると確信しています。歯科に関するノウハウ本はありますが、医科に関してこの類の出版物は少なく全然競争がない、いわゆるブルーオーシャンなので、本書の情報には価値があると思っています。私はその価値を提供したいと思っているのです。

　私には、開業したドクターをサポートしたいという気持ちもありますが、突き詰めれば、そういう想いを共にするドクターのコミュニティーをつくってドクター同志が連携し、各クリニックのスタッフの意識をも変えることによって、地域にとどまらず広く日本の医療に貢献したいのです。このことは患者さんにとってもプラスになりますし、このような想いを意識するとすごくワクワクしてくるので、今はそれを楽しみに仕事をしています。

　ここからは、開業を目指されているドクターへいくつかのアドバイスをしたいと思います。

　まず1つ目は、男性のドクターに対するアドバイスですが、一人で開業するのは大変なので結婚してから開業した方がよいということです。開業に当たっての金銭管理とか、各支払い先への振り込みとか、ちょっとした手続きとか、細かいことでのサポートが必要です。例えば、担保設定のために印鑑登録証明書を取りに行くような細々とした役所関係の書類を揃えるようなこともたくさんあります。最初はスタッフがいませんし、そもそも他人には任せられない

ことですから、伴侶の存在というのは大きく、人的サポートだけでなく精神的サポートにもなります。

　そのほか、院内の内装1つとっても、椅子の高さやカウンターの高さがどうだとか、色合いがどうだとか……、医療とはかけ離れた細かい決定事項がたくさんあります。耳鼻咽喉科に関して言いますと、クリニックにいらっしゃる方は女性の方が多いのです。女性に好まれるような形にするということについても妻のアドバイスは大きかったです。

　それだけではありません、自分一人だったら開業に対するモチベーションが保ちきれないかもしれませんが、愛する妻がいるからこそ頑張れるのです。一人だったら「もうええわ！」と投げ出したくなることも「妻がいるから頑張ろう、子どもがいるから頑張ろう」という気持ちになり、困難を克服するための大きなパワーになります。今までに経験のない問題や雑多な手続きに、家族という存在がないと開業するという志も少し萎えてしまうと思うのです。私の場合も妻の存在は本当に大きかったです。

　2つ目は、しっかりとした**仕事上のパートナーを見つける**ということです。開業を斡旋する卸業者とか、開業コンサルタントとか、その他、薬局の方などもいて、開業地一つとっても先方がいろいろな意向を伝えてきます。しかし、相手の都合に合わせた地域で開業すると自分のやりたいことができなくなる可能性もあるので、自分の意見を汲み取ってくれるパートナー、信頼のおけるパートナーを探すことが重要です。

　そのパートナーを見極める、取引先の業者の良し悪しを判断する能力はそう簡単に養えませんが、直感は大事です。まず話をして、一緒に食事をするなど、長時間シチュエーションも変えて接することで、相手との相性がわかってきます。表面上では相性はなかなか判断しにくいものですが、直感を大事にすることが一つのポイント

です。

　また、相手の業者の過去の実績も重要です。相手がどういったクリニックを立ち上げて、その際何をしたか、その実績をしっかり情報収集する、場合によってはそのクリニックのドクターに関わり具合を聞くことも必要です。そして、一方的に自分の価値を押し付けるのではなく、開業するドクターの考えている価値観を理解して、それに見合ったものを提供してくれる業者を探すことが大事です。

　3つ目のアドバイスは、なぜ自分は開業したいのか、どうしてその地で開業するのか、どういう想いで開業するのか──を真剣に深く考えることです。私のように、一度難波で開業しようとして何百万円も損をしたということもあり得るので、「この地でこういう医療を提供したい」というぶれない軸を持って開業準備をしてください。軸がぶれると、「ああ、なんでこんなことをしたのだろう」ということになり、診療に身が入らないおそれもあります。軸をしっかりと明確にして決めてほしいのです。

　以上3つが開業するまでについての私からのアドバイスです。

　開業して一番良かったことは、「チームの力ってすごいなあ」と感じられたことです。当たり前ですが、何事も一人ではできませんし、様々な職種の力があると1＋1が3にも4にもなって、チームとして社会により良い影響を与える存在になれると実感できます。私のクリニックのチームであれば、日本の社会をもっと明るくすることにも貢献できる程のものがあると感じています。

　私がこのような素晴らしいチームをつくり上げることができたのは、開院した時の理念や想いというものを大切にして、それに相応しい人を採用していくことができたからです。私のチームが面白い、チーム力の発揮の仕方が面白いので毎日が楽しいです。診療も楽しいですが、それ以上にこのチームで仕事を成し遂げる、目標を達成することに幸せを感じています。チームは人ですから、医療技

術云々よりもお互いをどれだけ大切にしていけるか、人と共に生きて楽しく仕事ができているかが大事なのだと感じます。

　開業してからは学びもありましたが試行錯誤もたくさんありました。時として、私が提案したことがスタッフにとっては受け入れ難いことであったり、反発を受けたりもしました。でも、何かをやらないことによって後悔することと、何かをしての後悔は全然違います。何かをやらないことでの後悔はしたくないですから、波風のたっていない湖に石を投げ入れるように、その時の勢いや気持ちで提案をし、物事を変化させ、それを見ながらさらに改革を行ってきました。そういう経緯があるからこそ、ついてきてくれたスタッフは本当に素晴らしいし、感謝しています。

　今は、試行錯誤し改革してきた成果をみんなでシェアしていきながら、医師同士で勉強会を立ち上げるコミュニティーをつくりたいと考えています。多少の差こそあれ、過去に皆が通ってきた同じ道だと思うのです。その道を進み、より最短で目的地に到達するためには、お互いにお互いの過程を学び合う時間を大切にして、個々のクリニックではなく医科全体でチームビルディングを図っていくべきです。患者さんにとってもよいし、スタッフにとってもよい、取引先にとってもよい、そういったよりよい環境をつくりたいのです。

　正直なところ、その点に関して医科は歯科に比べるとまだまだ未熟です。ですから、医療機関同士の連携を図ることで、梅華会のミッションに近づけたいのです。

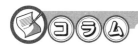

心のスイッチ

　日本の医療は今大きな転換期にさしかかっています。と言いましても、今の日本ではどの業界でも同じことが起きているように思えます。

　ある調査によれば、成人式に出席した若者たちの約7割が、日本の未来について「暗い」あるいは「どちらかというと暗いと思う」と回答しているのです。日本の将来を担っている若者たちが将来に対して期待を持てなくなっているという風潮は非常に残念です。

　日本の未来が暗いという理由には、政治が良くないとか、国の借金が膨らんでいるとか、様々な理由があるようですが、私たち開業医には、特に認識しておかなければならないことがあります。

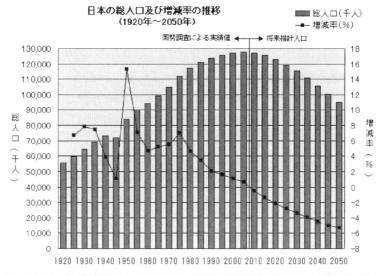

2005年の人口は1億2777万人，間もなく人口減少時代へ

日本の総人口及び増減率の推移
（1920年～2050年）

注）　将来推計人口は、国立社会保障・人口問題研究所「日本の将来推計人口（平成18年12月推計）」の中位推計による。

　まず、少子高齢化および人口の減少によって間違いなく起こるであろう未曽有の事態です。合計特殊出生率はすでに 2 を割り込み、いまだ減少傾向に歯止めがかかりません。このような状況について、私たちは日々の生活の中でどのように考え、どのような対策を施し、どのように行動していくべきなのか……。どの業界においても考えていくべき課題です。

　クリニックの経営でいうと、今までは人口が増えてきていたわけですから、人口の増加とともにクリニックが増えることで、需要と供給の関係はある程度成り立っていました。ところが、今後、クリニックの数が増えていくにも関わらず、人口が増えない、あるいは逆に減ってしまうとしたら、限られたパイをシェアするわけですから、それに対してどのように働きかけるかということが重要になってきます。

　また、人口が中核都市に集中し、一方で過疎地域がどんどん増える、地方自治体が消滅するといった話も耳にします。クリニックというのは医療サービスの中でも特に社会性が高く、どんな地域でも必ず必要とされるものですが、実際に開業するとなれば、つまり需要と供給という立場に立って考えてみると、今後私たちが開業する場所は当然のことながら人口が多い地域、あるいは今後人の流入が見込まれる地域を選択することが必要となってきます。

　とは言っても、他のドクターも同じように考えるものです。これからはクリニックのないところに開業しようと思っても、現状では難しいと言えるでしょう。ほとんどの駅前にはすでにクリニックがあるでしょうし、そのクリニックとの競合を避けて通るのでは、なかなか自分にとって納得のいく開業地が見つかりません。

　私自身、開業場所の選定作業は非常に困難を極めました。私は開業するためにまず退職を決意し、アルバイト医師の生活をしながら物件探しを行っていたのですが、はじめは競合を避けようと関西の地方エリアを中心に頻繁に探し回りました。開業を支援してくださるコンサルタントも私の考えに同調

してくれました。毎日、いろいろな物件を見て回る日々が続きました。

　そんなある日、弟と食事をすることになりました。弟は父の跡を継いで独立し、自分のビジネスプランをしっかり立て実行に移している人間でした。医療関係のことは全く知らない弟ですが、そんな弟からの一言に私は心を動かされました。

　「俺、なかなか開業する場所探すの難しいわ」

　「兄ちゃん、前から西宮のこと好きやったんちゃうの？　なら、西宮で開業したらいいやん」

　「この近く耳鼻科だらけやから俺自信ないわあ」

　「それってこれからも競合する気ないの？　それやったら確実に一生競合することがない場所なんてあるの？」

　それまで、私には西宮で開業という選択肢は全くありませんでした。西宮市は人口が増える土地ではあるものの、クリニックの過密地帯であり、私が入り込む余地などないと頭の中で決めつけてしまっていたのです。いわゆる限界思考に頭の中が支配され、身動き取れなくなっていたのです。

　弟の一言で、私は、はっと目が覚めたような気がしました。

　「そうだ、自分の好きな街で自分の好きな人たちに対して医療を行っていこう」

　そのためには、できる限りのことを精一杯やろう、それこそ死にもの狂いで情熱をかけて、西宮という地で社会人1年目の研修医時代に立ち返って365日頑張ってみようと覚悟ができました。社会人1年目である研修医時代、今想い返せば、がむしゃらに頑張っていた時期でした。それこそ労働基準法もへったくれもなく、朝から晩まで医療の知識や技術を手に入れるために日々研鑽していました。そうした日々は私にとっては充実以外の何ものでもありませんでした。もちろん、しんどいと思った時もありますが、目標に向かって一歩一歩近づいている、このうえなく楽しみな未来が待っているよ

うな気がして毎日が本当に楽しいものでした。

　西宮に開業するという決断は一瞬でした。弟の一言で自分の中の何かにスイッチが入り、冷めていた情熱に火が着いたような気がしました。そこからは開業までは、あっという間でした。想いは至る、想いは叶う……自分自身が頭に描いたことがどんどんどんどんと進んでいったわけです。しかし、その前にアルバイトをしながら、がむしゃらに開業地を探し回った日々がなければ、弟の一言で私の心のスイッチが入ることはなかったと思っています。

　皆さんにとっての心のスイッチが何なのかはわかりません。皆さん自身が自己の心を自制し自らを戒めて、いかにどれだけ打ち込めるかが重要です。打ち込んだ時間、努力した時間は、必ず成果に結びつくと思います。考えてばかりで何もしないのでは、心のスイッチは見つかりません。もう一度研修医時代の熱意と行動を想い出して、まず、行動に移すことです。そして、たくさんの本を読んだり、たくさんの方に会って話を聞くことをお勧めします。何かしらの行動の中で、必ず、皆さんにとっての心のスイッチが見つかるはずです。私のこの本もその中で、何かしらお役に立てたら嬉しいです。

JCOPY 498-04836

1

外部環境 編

ブルーオーシャン

　私は、今の医療業界はブルーオーシャンであると考えています。ブルーオーシャンとは、経営学用語で競争のない未開拓市場のことで、新しい商品やサービスを開発したり投入することで創出される競合相手のいない市場、まさに青い海であり、平穏な海です。ちなみにこれに対して、競争の激しい既存市場をレッドオーシャンと呼んでいます。医療業界はブルーオーシャンなのですから、競合相手もなく、焦らずに自由に思ったように医院運営ができるわけです。これには異論があるかもしれませんが、他の業界を見てみると、その差は歴然、医療業界がブルーオーシャンという事実が見えてくるのではないでしょうか。

　同じ医療でも、歯科業界は医科に比べると厳しく、コンビニ件数が全国で約 42,000 軒あるのに比べ、歯科医院は約 68,000 軒もあります。年収が 300 万円ほどにしかならない歯科医師がメディアで取沙汰されていますが、これはまさにレッドオーシャン、いわゆる血の海で、競合で血で血を洗うような競争社会になっているのです。

　歯科医の直面している現状を見たうえで、少子化、人口減少という日本の将来を考えれば、需要と供給の関係から、医科にとっても将来は厳しい環境になるのではないかと考えられます。ですから、今がブルーオーシャンだからこれからも大丈夫、ではなく、今は大丈夫だけれどもこれから先は大丈夫とは限らないのです。そこで大切なのは、将来に対して事前にどのように手を打っておくかです。その時になってその場しのぎに対処するのではなく、今から根本的な問題解決に至る道筋を考えておくために、私たちは日々学び続ける必要があるのです。そして根本的な問題解決のヒントは歯科にあります。歯科医院の取り組みについての書籍はたくさんあるからです。

JCOPY 498-04836

　医療業界がブルーオーシャンと言ったことにいまいちピンとこないドクター方もいらっしゃるかもしれませんが、実際のところ私たちは、大学で経営のことは何も学んでいないにもかかわらず、エイヤ！と開業してもそれなりに運営できているクリニックがたくさんあることを考えれば、納得いただけるでしょう。まだまだ医療業界の経営に対する成熟度は低いのです。

 ## 医療を取り巻く外部環境

　私自身が経験しているわけではないのですが、かつて医療保険の個人負担が 0 割だった時代があったそうです。0 割ということは、いわゆる患者さんの窓口負担がなしということです。昨今、後期高齢者の現行 1 割の窓口負担を一律 3 割にしようという動きが出ています。言うまでもなく、これらは全て国の政策です。

　民主党政権時代には、1 回の受診に対して 50 円だか 100 円だかを一律負担させようという法案を通そうとしたこともありました。また、生活保護世帯の方の負担を増やそうと「無料はやめ」「タダより怖いものはない」などという発言もありました。現状 3 割で済んでいる個人負担ですが、国の方針しだいで 4 割とか 5 割とか、そこまで進む可能性も考えておく必要があるわけです。さらに、これらは全て医療業界における外部環境の変化であって、自分自身でコントロールできるものではありません。自分で変えられないものに関して何らかの対処をしようとしても簡単にはできません。自分が政治家になれば変えられるという意見もあるでしょうが、それでは本末転倒です。

　自分自身ではコントロールできない外部環境の変化に関しては、将来を予測しておくことが重要と考えます。将来の予測を立てたうえで、現在の自分のクリニック運営の中で、今できる範囲で内部留

保をしっかりと確保し、来るべきときに備えておくということも必要ではないでしょうか。

　クリニックを取り巻く社会的情勢としてもう一つ、私が心配しているのが家計の圧迫です。20年前の家計と10年前の家計、そして現在の家計を比べてみましょう。よく「失われた20年」と言われますが、日本の経済は、株価も含めてこの20年間で成長していません。いわゆるデフレも含めて、家計が徐々に圧迫されています。その原因は、給与所得がこの20年で増えておらず、むしろ、実質減少している状況にさえあるからです。

　こういった状況下において、国民の医療に対する意識はどうなのでしょう？　以前なら気軽にクリニックを受診できたのに、場合によっては市販薬で済ませるとか、治るまで我慢するとか……。家計の圧迫というものが受診抑制の要因の一つになってはいないでしょうか。

　ある一つのデータがあります。約20年前の耳鼻咽喉科クリニックの1人の患者さんの1カ月当たりの平均通院回数は約2.2回でした。現在の1カ月の平均通院回数はレセプト1枚当たり1.6とか1.7とか、おおよそそのような数値になっています。患者さんの受診回数が減ってきているのは、頻繁に通院する時間がないということもあるかもしれませんが、一つには通院回数を減らして受診料を減らそうという流れもあると考えられます。こういった受診抑制も外部環境の変化ということになります。

　昨今、「自分の身体は自分で管理しましょう！」という政府の方針もあってか、以前はクリニックでしか処方されない、あるいは医師の診察を通してしか処方されなかった薬がどんどんOTC化、on the counter を通じて薬局で販売できるようになってきています。確かにこれは社会保障費を抑えるうえでは非常に有効なことではあります。

JCOPY 498-04836

　例えば、近年発売された抗アレルギー薬に「アレグラ」という薬があります。アレグラは花粉症やアトピーといった症状によく効く薬で、日本でも売り上げシェアトップ5に入っているくらいの薬です。そのアレグラがOTC化されるとなると、OTC化の是非云々はともかく、本来クリニックで処方されていた薬が、全く医師を通さずに患者さんの手にわたることになります。クリニックで処方されると3割負担、ドラッグストアで購入すると10割負担という差はあるのですが、買い手からすると手に入れやすさでは断然ドラッグストアが勝るわけです。

　「ロキソニン」という痛み止めの薬も同じです。今後、大きな流れとして今までクリニックでしか処方されなかった医薬品が、どんどんOTC化されていくとしたら、例えば、花粉症関連の薬がほとんどOTC化されるとしたら、耳鼻咽喉科としてその専門性でできる治療は何か……。レーザー治療は？　舌下免疫療法は？　そのほか自費診療で私たち医師が関われるものはないのか？　といったように、今のうちに策を講じておく必要があるのです。

　自分の人生のマイナスを外部環境のせいにするのは簡単ですが、「他人」と「過去」と「外部環境」を変えることはできません。それでは、どうするのか？　自分ができる「影響の輪」に集中することに徹し、与えられた外部環境をどう活かしていくかを考える必要があるのです。

　例えば、人口が減少しているとしても高齢者は増加しているとしたら、高齢者にターゲットを絞ったマーケティングを考慮するのもよいでしょう。ご高齢の方は、クリニックからお体を労わる手紙を送付させていただくと大変喜んでくださいます。そこで、季節のお便りを送らせていただき、接触回数を増やしてより身近な存在になるよう努めます。あるいは、地域の老人会に挨拶に出向く、院内施設に杖立てを設置したり老眼鏡を置いておく、バリアフリー化す

る、閑散期に限定して聴力検査をサービスで行う——などなどで
す。

　これらのどれもが必殺の一撃になるような手立てではないけれ
ど、積み重ねることで他院との差をつくりだし、違いを生み出して
くれるのです。そして、そこに自分の想いを重ね合わせていけば、
医業という規制内でもできることは他にもまだたくさんあるのです。

異業種からの学び

　勤務医が経営者になる時には、まず、ドクターとしての「思考の
枠」を外すために、**自らがクリニックの外に出て学ぶ**という姿勢が
大切です。読書も大切ですが、リアルに人と会うことでインスピ
レーションを受けることはたくさんあります。特に医療業界以外の
経営者との関わりは、私自身の思考の枠を広げる素晴らしい機会で
あり、成長は人との出会いで加速されていくことを痛感していま
す。

❶ 美容院からの学び

　2014 年の夏に、院外研修として美容院経営で著名な北九州の

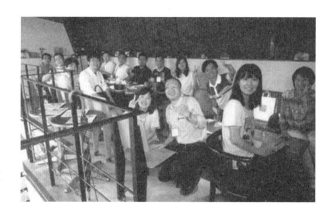

BAGZY（バグジー）さんを訪問しました。そこで私は、医療業界以外の方との出会いを通して多くのことを学ばせていただきました。BAGZY の久保社長からは「仕事に対する想い」を強く感じました。久保社長は、人を活かす経営、つまり人を人として大切にしてその個性を重視し、その人らしくその職場の中で生き生きと輝かせるといった手腕で、地域の皆さまであったり顧客であったり、あるいは美容院のスタッフからも非常に評価され、ひいては愛される美容院となったということです。

　美容院の数はコンビニよりも歯科医院よりもさらに多く、全国に約 23 万軒もあるそうです。そのような超過渡供給の環境においても、BAGZY さんが人を活かして立派に経営されておられるのを拝見し、「ああ、医療業界ってなんて胡坐をかいて待つスタンスだけなんだろうか…。まだまだほかの業種から学ばせていただくことがたくさんあるんだ」と感じました。

　BAGZY さんから頂いたアイデアはたくさんありますが、その中の一つが「両親からの手紙」です。私のクリニックでは、新しく入ってくるスタッフ全員に対して、本人には内緒でコッソリとご両親に何かしらのメッセージを手紙という形で頂戴しています。今ま

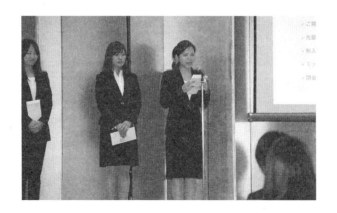

で手塩にかけてきた我が子が社会に羽ばたくとき、子どもに対する
ご両親の想いを紙にしたためていただいて、入社式当日に先輩であ
る上司が代読するのです。

　普段はなかなか面と向かって言えないような言葉でも、手紙であ
れば書けることもあります。ご両親からの深い、本当に深い愛を
メッセージとして受け取った新スタッフは、これまで育ててくれた
ご両親への感謝の想いを胸にし、自分が今までお世話になった恩を
社会に返すという気持ちになってくれるのです。

　とはいえ、この両親からの手紙も、なぜこれを実行するのか？
なぜこのクリニックでやらなければいけないのか？──ということ
を真剣に考え、その想いをどのようにスタッフに刷り込むのかまで
準備する必要があります。そうでなければ、いわば小手先だけのテ
クニックを弄したところで、そのクリニックの環境は本質的に変わ
ることはないからです。

　私が「両親からの手紙」を実行した一番の理由は、私たちのミッ
ションである「医療を通して日本を明るくする」ことを実現するう
えで、スタッフ個々が日々の仕事に対して有り難さを感じるととも
に、今こうして元気でいられる理由を一人ひとりがもっと受け止め

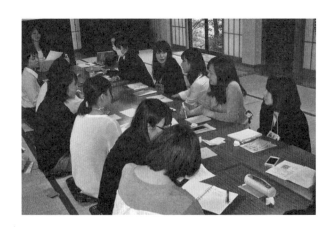

JCOPY 498-04836

てほしいと考えたからです。

　思えば私たちは皆、両親からたくさんの無償の愛を与えられてきました。しかし、与えられてきたたくさんの愛を実感する機会は少ないのではないでしょうか。面と向かって言えないことでも手紙でなら表現しやすいし、それを感じ取る子どもたちもたくさんの示唆が得られるのです。

　両親からの手紙の朗読は、4 月の入社式後の合宿で行います。両親からの手紙を聞いて、私自身、身が引き締まる想いがするのと同時に、自然と頬に涙が伝わってきます。文面からあふれる愛を、その場にいた約 20 人がシェアする、それぞれのご両親の子どもへの熱い想いというものに共感した時、人としての本質的な琴線に触れるものがあるように感じました。

　私たちはこうして今健康に働けている、その礎を築いてくれたご両親からのメッセージを聞くことで、私たちも実は当たり前のようで当たり前ではないその毎日に感謝し、人に対してもっともっと優しくなっていけるのです。

　このように積極的に医療業界以外のところからでも学ばせていただき、医療には直接関係ないことでも良いところは採り入れていく、そういった行動をこれからも続けていきたいと考えています。どの業界でも少子高齢化や人口減少は同じ、しかし成果において圧倒的な差異が出ているのも事実です。どこの業界にも必ず見習うべき点があるはずです。社会環境のせいにするのではなく、医療業界においても良いと思ったらやってみることが必要なのではないでしょうか。

❷ 自動車ディーラーからの学び

「一番大切なことは、一番大切なことを一番大切にする
ことである」

　これは、高知県のネッツトヨタ南国さんに企業見学にお伺いした
ときに横田英毅前社長からお伺いした言葉です。ネッツトヨタ南国
さんをお伺いするきっかけとなったのは、横田社長が書かれた『会
社の目的は利益じゃない』という本を読んだことです。その中に
「一番大切なことを大切にする」という一説があり、本当に会社の
中で人々が得たいことというのは利益ではなく、働く中での人との
繋がりであるということや、仕事を生き甲斐、働き甲斐とする目的
に重きをおいた経営をされているということが書かれていました。

　現場スタッフは、横田社長が指示を出さずとも、お客さんを満足
させたり感動させるにはどのようにしたらいいだろうか？　という
ことをみんなで考えるそうです。残業という概念もなく、ただお客
さんのためにみんなで熱く討論を交わし、そしてそれを実行するそ
うです。そして、実際にお客さんに喜んでもらうことが、社長や現
場スタッフの喜びとなっているということでした。

　そういった内容の本を読んで、その仕組みを知りたくなり高知ま
で出かけていきました。そこで私が衝撃を受けたのはネッツトヨタ
南国さんのスタッフの採用方法でした。新卒の採用に関しては、面
接に来てもらい、会社を見て、そしてスタッフの仕事ぶりを見て、
そして対話をする、何回も何回もそのことを繰り返すのです。社長
がその人の特性を把握したり、あるいはその人自身にも実際にネッ
ツトヨタさんという職場に合うのかどうかを判断してもらうため
に、何回も何回も面談を重ねていくというのです。私はその採用方
法の本気度に非常に興味をもって、私のクリニックでもスタッフ採
用における面談の回数を増やしました。

　試行錯誤ののち、横田社長の「一番大切なことは、一番大切なこ

JCOPY 498-04836

とを一番大切にする」という考えのもと、回数を重ねる面接で私の同志を探し求めていくという採用方法に定着しつつあります。同志を集めることがより私の理念に合致した経営に向かっていけるものだと考えているからです。

❸ サービス産業からの学び

　大辞林によれば、「サービス業とは、宿泊設備貸与業、広告業、修理業、興行業、医療保健業、宗教・教育・法務関係など、非物質的生産物（サービス）を生産するあらゆる業務」とあります。つまり、私たち医師は医療というサービスの対価として患者さんからお金をいただき、それで生活をしているわけです。

　医療におけるサービスとは、患者さんにとっていかに価値あることを提供できるか、患者さんがいかにその無形のものに対して価値を感じ取ってくれるかであり、具体的には、提供する医療技術以外にも、接遇であったり、ドクターの説明内容であったり、診察の待ち時間なども含まれます。

　そういったサービスに関する学びとして、私のクリニックでは、スタッフに実際に大阪のリッツカールトンホテルのサービスに触れてもらったり、ディズニーランドに研修に行ってもらったりしています。いかにして顧客に高い価値を提供して、その価値を感じ取ってもらえるか、業種は違えどもサービス業の本質というものを学び続けているのです。

　リッツカールトンホテルでは、実際にそのサービスに触れて一流のサービスという感覚を得てもらうことを目的に、毎年1回、研修を兼ねた忘年会を行っています。ピンと張り詰めたホテル内の雰囲気と、その雰囲気にたがわぬスタッフの素晴らしいホスピタリティーといったものはなかなか言葉では表しにくいものです。何も贅沢をしようと思っているわけではなく、「百聞は一見に如かず」

ということわざがありますが、**自分たちが一流になろうと思うのであれば一流のものに触れよう**という気概を持つことが大事です。

　リッツカールトンホテルでの研修を通して、少しずつですがスタッフたちにも変化が現れてきました。最初にリッツカールトンホテルに行った時のクリニックのスタッフの表情を見ていると、なんだかよそよそしいというか、おどおどしているような、その場の雰囲気に圧倒されているように見受けられました。しかし、何回も回数を重ねた結果、その一流の場に自らが溶け込み、荘厳な雰囲気の中でも臆することなく、自分らしさを出して楽しめるようになってきています。そして次第に今まで見えなかった一流のサービスの本質が見えてくるようになってきました。一流ホテルのスタッフの細やかな動きや気遣い、想いやりといったものに、私のクリニックのスタッフが触れ、学ぶことによって、クリニックでの患者さんに対する想いやりや行動が明らかに改善されていると感じています。

　また、ディズニーランドにはディズニーアカデミーという研修のコースがあります。ディズニーランドのスタッフが裏の裏側まで見せてくれ、ディズニーランドの社員としての考え方や姿勢といったものを教えてくれるのです。研修費用は少し高いですが、普段は見

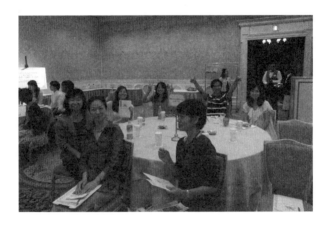

JCOPY 498-04836

えないキャストの方々の行動やその考え方の背景にあるものを感じ
取ることができました。

　ディズニーでの研修を通して、考え方の変化や学びはたくさんあ
りましたが、一番大きな学びは、キャストの皆さんの一人ひとりが
本当に心の底から楽しんで仕事をしているということでした。ゲス
トに対して、楽しんでホスピタリティーを出そうという主体性、自
主性というものをすごく感じ取ることができました。また、とにか
くお客さんを満足させようとか、感動させようとか、キャストのホ
スピタリティーには感銘を受けました。あるスタッフが気づいたこ
とですが、どんな年代の方にもその年代に合った話し方をしてい
て、子どもに対しては子どもの話し言葉で目線を合わせて話しかけ
ていました。

　そういった気づきを参加したスタッフが持ち寄って、そして梅華
会にとってこの行動は役に立つものなのか、あるいは梅華会にとっ
てアレンジして使っていくべきものなのか、ということを何回も何
回も話し合う機会をミーティング内で持ちました。そうすることに
よって、自らが考えて導入し、そのスタンスで行動するきっかけや
習慣を得ることができました。

　ディズニー流のサービスの在り方が全ての企業に適用され得るも
のではないと思います。しかしその根底に流れるディズニーのホス
ピタリティー・想いには一貫性を感じました。私たちの法人におけ
る軸というものをもっともっと明確にし、一貫性をもたせること
で、私たちのクリニックのミッション・想いが患者さんにもより伝
わっていくのではないかと考えるようになりました。

　サービスの在り方というのは様々ですが、一人ひとり真剣に、目
の前の顧客に対してどうすればその人が価値を感じてくれるのだろ
うか、どうすればその人が感動してくれるのだろうか、どうすれば
この顧客は喜んでくれるのだろうか、そういったことを考え続けて

いく必要は、共通していると考えます。

4 歯科クリニックからの学び

　ヨリタ歯科クリニック、寄田院長との出会いも私に大きな影響を与えています。

　開業直前の 2008 年 9 月、フリーター状態の私には時間があったので、今のうちにたくさんのものを学んでおこうと、医師主催の経営セミナーや医師としての経営マインドを学べるようなセミナーを探しました。しかしその当時、その種のセミナーは全くと言っていいほどありませんでした。かろうじて、開業コンサルタントと開業医がコラボして開催した「開業医として何をするか」というセミナーがありましたが、受講してみると何かしら物足りなさを感じました。というのは、セミナーはフロントエンド商品で、バックエンド商品として開業をその開業コンサルタントさんに任せようと誘導するような内容だったのです。もちろん、講演の内容がよければそれでよかったのですが、実際には、この開業コンサルタントに開業の場所を決めてもらって、物件のテナント交渉もしてもらって、さらに診療圏調査もしてもらって、それを基にした 1 日の患者数か

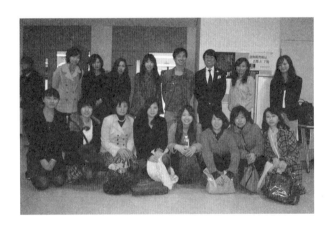

JCOPY 498-04836

らはじき出す売り上げがこれぐらいで、利益がこれぐらいで、これで借金が返せるという内容でした。そのセミナー終了後、私は物足りなさというか、これから開業して長く診療していく上では、何か欠けているような、何とも言えない感情を抱きました。

　そんな時、ネットを見ていてふと気になったのは、歯科医師によるセミナーでした。歯科領域は過当競争で大変な業態だというイメージは漠然と持ってはいましたが、医師も歯科医師も患者さんと接し、医療というサービスを提供するという意味では一緒ですし、何かしら得るものはあるだろうと想いそのセミナーに参加しました。そこで私が見たこと、聞いたことは今でも私の心の中に焼き付いて離れません。衝撃を受けました。

　そのセミナーの講師、寄田先生が行っている医療は、**今までの既成概念を打ち破る**ようなものでした。それは、予後医療という概念で、いざ症状が悪くなってから患者さんが来るという治療の概念から、その前に予防で治療に至る段階を防ごうというアプローチだったわけです。今でこそ、そういった予防治療を推進されている歯科は数多く見受けられますが、その当時の私にとっては本当に新鮮なものでした。今まで、病気になって悪いときにしか患者さんは来ないという前提でクリニックは存在すると勝手に思い込んでいたのです。

　しかし、寄田先生は、予防のためにしっかりと事前のカウンセリングや説明をして患者さんに納得していただいたうえで、定期的に通院してもらうような仕組みをつくるとおっしゃるのです。実際にそのためのカウンセリングルームまで設置されることに驚き、私は、準備していた開業するクリニックの図面に、急きょカウンセリングルームを差し入れました。その時、設計士からは「どうせそういった部屋を造ったとしても使われませんよ」という忠告もいただいたのですが、これからは予防医療や医師以外の説明によるカウン

セリング業務といったものが患者さんの満足度を高めるのではない
かという私の考えは変わりませんでした。

　歯科医師としての活躍はもちろんのこと、周囲のスタッフを生き
生きとした笑顔にする温かみをお持ちの寄田先生には、これからも
師事していくことにしました。10 人以上の大人数で寄田先生のセ
ミナーに参加したこともありましたし、医院見学の機会を二度もい
ただくことができました。寄田先生がさらに進歩し前進する姿勢を
間近に見て、私も医療を正し、これからさらに上を目指していきま
す。僭越ながら、『青は藍よりも青し』と言えるようになりたいと
思います。

JCOPY 498-04836

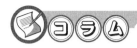

私の開業失敗談

① 開業地探し

　私の場合、開業する場所を探すことに本当に苦労しました。当初は競合の少ないところを探し回り、出身大学のある奈良県から京都、大阪まで幅広く探していました。しかし当初は、私の地元の阪神間で開業しようとは全く考えていませんでした。それは、自分への自信のなさの現れであり、既存のクリニックと競合しても勝てるわけがないという想い込みによるものでした。今思えば、競合するクリニックさえなければよいという浅はかな考えだったのです。弟の一言で、自分の好きな阪神地区にしようと決断したのですが、それでも、自宅は阪神間にして、開業する場所はそこから一定の距離で円を描くようにして探し、最初見つけた物件は難波にありました。

　難波の物件は、駅からも近い商業エリアでフロアは1階、同じエリア内に耳鼻咽喉科クリニックが少ないという好条件です。私は即決でその場で交渉を進めました。そして、気がはやる私は保証金数百万円を入金、一気に開業モードに向けて鼻息を荒くしていました。

　しかし、冷静になってそのエリアの年齢別の人口分布を見てみると、子どもが少ないことに気づきました。耳鼻咽喉科領域にとって、幼少児は小児科とバッティングするくらいマーケットとしては需要が大きいのですが、その子どもが少ないのです。難波という商業地なのですから、子どもが少ないのは当たり前と言えば当たり前なのです。あるいは出勤してきたサラリーマンをターゲットとして仕事をしていくか、いずれにしても一生モノの決断に迫られました。私はめちゃくちゃ悩みました。こんなに悩むことがあったんだろうかと思うくらいに、悩みました。

　通勤ぎらいの私が毎日難波まで通っている姿も想像できず、結局、難波での開業を断念し保証金をパーにして全ては振り出しに戻りました。

　焦りがつのる中で、結婚したばかりの妻が常に励ましてくれたことが一番の支えでした。これからどこで仕事をすることが自分にとって一番幸せなのだろう？　前にも書きましたが、弟との会話が自分自身の固定観念を振り払うよいきっかけになり、故郷の西宮のことが頭をよぎりました。

　「どんなに苦しくてもいいから好きなところで仕事をしよう。患者さんの数は、もしかしたら少ないかも知れないけど、できる限りの努力はしてやろう」

　通勤時間が短いということも、私にとっては魅力でした。故郷に住み、故郷で働くことは通勤時間を大幅に短縮できることになります。時間は大切な命の一部であり、かけがえのないものです。これまで5つの病院に勤務していましたが、常に車で10分以内のところに住むようにしていました。最も大きな理由は、緊急時に対応がしやすい、夜中に呼ばれてもすぐに行けるという理由でしたが、勤務に向かう時間、つまり時間への意識を身に付けられたことは、より成果も発揮しやすくなった理由と考えています。

　もし片道1時間、往復で2時間の通勤時間を要する職場があったと仮定しましょう。私たち開業医は、月から土曜まで出勤したとしておおよそ年間300日出勤することになります。すると年間で600時間、それは25日に相当します。開業期間を25年として計算すると625日、つまり積もり積もった時間は、おおよそ1年半にもなるのです。

　もちろん、通勤時間はやむを得ない時間として捉えることも必要とも言えるでしょう。ただし、時間は命なのですから、通勤時間をどう過ごしていくかというのは、命の使い方にも関わるのです。ただボーっとゲームをするとか、SNSで暇潰しをするだけの時間であってはならないと思います。最近ではオーディオブックというCDで本を読める、本を聞けるサービスもあります。通勤時間には本を読んだり、あるいは自己啓発系のCDを聞くのもいいでしょう。いずれにしても、例え通勤時間でも時間という大切さには

変わりありません。どのように使うかが大事です。

　余談ですが、ランチェスター戦略に関して著名な竹田陽一さんは、ピーター・ドラッカーのマネジメントの本を繰り返し繰り返し読みたいと思ったことから、当時一般的ではなかったテープを聞きながら学ぼうと考えたそうです。そして、プロの朗読家に数十万円を支払ってドラッカーの本を朗読してもらいテープに落としたそうです。時代は変わって 21 世紀、そういった労力もなくわずか数百円でオーディオブックを購入できる時代となりました。

　すでに開業地を決め、自宅からの通勤に時間がかかる方もいらっしゃるでしょう。そのような場合は、通勤時間の中で何ができるかということをいろいろと模索してみることをお勧めします。

　現在私は、自分の好きな場所で、好きな人と仕事をしています。今の私は毎日が楽しくて仕方がありません。そんな毎日なのでより成果も出やすく、正の循環が回っているような気がしています。

② スタッフの採用

　私は開業してから、たくさんの失敗をしてきました。その中で一番印象に残っている失敗は、スタッフを採用したものの、勤務 3 日後に突然出社して来なくなったことです。そのスタッフは、25 歳ぐらいだったでしょうか、笑顔がとても素敵な女性でした。喜んで働いていると思っていたのですが、突然連絡もなくクリニックに来なくなってしまいました。携帯電話も繋がらず、自宅の固定電話にも応答がなく、私自身、いまだにどうして来なくなったのかわかりません。

　ただ一つ言えるのは、私自身、採用に関してどこまで自分が学んでいたのだろうかということです。彼女がどういう理由で辞めてしまったのかはわかりませんが、そこから、私の採用に関しての学びが始まりました。それまでスタッフの採用試験は、私が履歴書を基に話を聞く簡単な面接だけで、その場で採用を即決していました。しかし現在では、マネージャーをはじめとし

た複数の現場のスタッフの目でみてもらうほか、パソコンのテスト、筆記テスト、CUBIC 検査 (いわゆる適性検査) などを行った上で、総合的に判断して採用するようにしています。

　最初に新規スタッフ採用の失敗という学びがあったからこそ、現在の安定した採用試験に繋がりました。失敗は経験と捉え、重要なことは同じ失敗をいかに繰り返さないような対策をとるかであり、物事は、このような段階を経ることが非常に大切なのではないでしょうか。私はこれからも多くの失敗を経験するとは思いますが、どんなに大きな失敗がふりかかろうとも、その失敗は、法人をよりよくするための大きな機会、いいチャンスであると捉え、常に前向きに取り組んでいきたいと考えます。

③ 広告掲載

　開業当初のある日、クリニックに雑誌の掲載依頼の営業マンが来ました。雑誌と聞いた瞬間、よい宣伝媒体になると思いその話に飛びついてしまったのですが、その雑誌というのがいわゆる全国の官公庁におかれる専門誌で、発行部数も非常に少なく数百部程度のもので、雑誌掲載といっても広告料を要求されるものでした。あとになってみると、ただ広告料目当てのインタビュー記事だったわけですが、著名な野球選手との対談という体裁を取っているものでもあり、その広告に対して期するものがありました。

　とはいえ、何といっても雑誌の発行部数は数百部、そして設置エリアが全国、ということで、私のクリニックのターゲット市場とは全くかけはなれたものでした。そしてそれに対して、数十万円を投資したわけです。

　自分の浅はかさによる失敗でしたが、以後そのような雑誌掲載に関してはしっかりと費用対効果を検討し、エゴではなく自分の患者さんにとって告知すべき内容であるかどうかといった基準で判断するようになりました。それ以来、広告に対しては常に積極的に、年間売り上げの 3％指標として、地域の皆さんに認知していただこうと努力を続けています。

　その他、患者さんからいただいたお叱りの言葉、あるいはクリニック内での不手際などに対して、私が、直接ご自宅まで謝罪にお伺いしたことなど、まだまだたくさんの失敗がありましたが、失敗したことと片付けるのだけではなく、そこから学び、身に付けることがたくさんあることに感謝し、次に出てくるであろうさらに大きな問題・課題に対して、よりやる気をもって取り組んでいこうと考えています。

2

コミュニケーション 編

医師としてのコミュニケーション

　医師という職業は、当然のことながら患者さんと会話してコミュニケーションを図っています。医師にとっては日常茶飯事の診察であっても、患者さんにとっては、会話の相手は初対面の医師であり、様々な感情が芽生えるのは必然でしょう。患者さんは、病気に対する不安に加え、どんな見立てをしてどんなことを話すのかといった医師に対する不安を抱えることになります。そういった患者さんの気持ちに寄り添って、しっかりとした自分の考えや方針を打ち出し、患者さんに安心して、そして満足して帰っていただくためには、コミュニケーションスキルとして非常に高いものが求められていると考えます。

　ましてや患者さんにとっては、病気という「よくないこと」に対しての話を聞くわけですし、医師として好ましい結果ではないことを伝えなければならない場面も出てきます。そういった時にも、患者さんに対してどのように伝えるのかというコミュニケーションスキルが非常に大切です。

　しかしながら、私たち医師は学生時代にコミュニケーションに対してそれほどトレーニングを受けたことはなく、ほとんどが実地訓練で磨き上げたものです。もちろん患者さんに対してばかりでなく普段の生活でもコミュニケーションは必要ですが、いざ経営となりますとさらに多岐にわたってきます。

　ここでもう一つの課題と言えるのが、開業医は閉ざされた空間だけで会話するのではないということです。患者さんとの関係は1対1でよいとしても、スタッフに対してどれだけ対等に、あるいはどれだけ相手を慮ってコミュニケーションができるかとなると、自信がないのではないでしょうか。今までのような勤務医としての立場であれば、気に入らないスタッフがいたとしたら、上司に交渉

したり、もしかしたら直接スタッフに厳しい言葉を浴びせていたかもしれません。それで問題が解決したし、それが大きな問題となることはなかったのかもしれません。

　勤務医時代は、医師国家試験に受かったといってもただペーパーテストに合格しただけのこと、現場での手法に関しては全くもって知識に技術が追い付いていないという状況にあります。薬剤や治療方針、検査の方法、手術の選択といったものに対する知識は頭の中にあっても、いざそれをどのようにして実施していくのかは、勤務医としてゼロからの出発ということになります。医師の卵として医療知識・医療技術を日々習得することによって1人前になっていきますが、その過程においてコメディカルとのコミュニケーションの技法を習得することも大切になります。看護師や放射線技師、あるいは事務職とチームを形成することになりますが、現状では、医師はピラミッドの頂点に位置し、お山の大将と揶揄されるような環境に身を置きながら病院の中でイニシアチブをとっていることが少なからずあるのではないかと思われます。

　しかし、経営者の立場ではそうはいかないのです。全ての責任を自分で負って、全て自分で解決するという意識でないと難しいのです。人として基本的に大切にすべき考え方やコミュニケーション技術というものを、医師対患者という狭い次元ではなく、経営者としてどうすべきなのかということを改めて考えていく必要があるのです。

　開業して、患者さんに対して、勤務医だった今までどおりの横柄な態度をとったり、ぞんざいな言葉遣いをしたりすると患者さんの信頼を失ってしまいます。勤務医の時は、患者さんは何も言わなくても付いてきてくれましたし、何も言わなくても信頼してくれました。勤務医はその病院というバックグラウンドがあって信頼されていたものが、開業すると突如それまでの信用というものをなくし、

　ゼロからの出発ということになるのです。今まで同様のコミュニケーション技法でよいはずがありません。

　また勤務医の時には、言えばそのとおりに従って動いてくれたスタッフが、開業してからは今までのように動いてくれませんし、それどころか彼らとの関係に悩まされるようになったという開業医も少なくありません。というより、ほとんどの開業医はスタッフとの人間関係問題に時間を費やされるといっても過言ではないでしょう。そこには、多くの開業医はピラミッドの頂点にいるという今までの考えが抜けず、自分から下りていってスタッフとのコミュニケーションをとろうとしないことに大きな要因があるのです。

　また、業者に対しても同じようなことが言えます。開業後は業者とも少なからず折衝・交渉事が生じてきます。なぜなら、ビジネスとして診療を行ううえでは安い経費で高いパフォーマンスを得ることが必要だからです。そういった交渉事も勤務医としては経験しなかったことです。

 ## 患者さんとの接し方

　私は患者側の立場として悲しい経験があります。

　当時中学生だった私は、近視の治療のため近所の眼科医院に通院していました。そこの院長先生はごく普通の先生で、とくに悪い印象を持っていたわけではなかったのですが、ある日近視が進行していよいよコンタクトか眼鏡かの決断を迫られることになりました。思案した私は診察室で考えあぐねて、院長先生に何点か質問しました。コンタクトレンズの危険性とか、予後とか、そんな内容だったと記憶しています。そんな会話の中、突然（私にとっては）、院長先生は患者である私の前で怒りだしました。

　「他の患者も待ってるんやから、さっさと決めろ！」

　と怒鳴り声を上げたのです。まさか院長先生から叱られるとは思ってもいなかったので、私はとっても悲しい気持ちになりました。医師から叱られたことが自分にとってはショックであるとともに、ずっと心の傷として残っていました。

　しかし、医師となった今にして思えば、患者さんに親身な診療を行い、患者さんに本当に必要とされる、役に立つ、そして愛されるクリニックづくりを行おうという志の原点がここにあったと考えています。全ての経験はかならず自分にとって何か気づきを与えてくれる出来事となるのです。

　また父親からは「実るほど頭を足れる稲穂かな」ということわざを常に聞かされ、謙虚であることの大切さを教わりました。私は、医師と患者さんとの立場であっても常に対等に接し、患者さんにも言いたいことを言ってもらえるようなフランクな関係を意識してきたと思っていますし、これからも続けていきます。

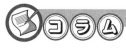

患者さんの満足度アップと
診療時間短縮への取り組み

　本当に有り難いことに、梅華会は年々受診する患者さんの数が増えてきているわけですが、それと裏表の関係として、課題になるのが待ち時間です。一つのクリニックで、多い日で1日に約200人もの患者さんが来られるわけですが、当院の場合は1日の労働時間・診察時間が6時間半と決まっていますので、きっちり終わろうと思えば1時間当たり約30人、1人当たり約2分の制限の中で診察をしていかなければなりません。

　実際は、きっちり診療時間内に終わるわけではありませんが、患者さんの待ち時間をいかに短縮させるかをどうしても考えなければなりません。いかにして患者さんの満足度を下げることなく1人当たりの診察時間を短縮することができるのかについて、今まで悩みに悩みぬいてきた取り組みの数々を紹介させていただきます。

　梅華会では、限られた人という資源をどのように活かすかということが最重要に考えられています。逆に言えば、繰り返し作業を要するものや、人でなくてもできる作業に対しては、有効に活用できるものを積極的に採用しています。

　その一つがITツールです。最近はITの進歩が目覚ましく、パソコンそのものもまさにドッグイヤーと言われるほど年々安価になってきていることもあり、これからの情報社会においてますます活用の幅が広がってくると考えられます。

① 院内動画

　院内動画とは、クリニックの中に設置したモニターを通じて私たちの伝えたいメッセージを流す手法です。以前は、40インチのテレビモニターと言えば、20～30万円と高価でしたが、現在では、3～4万円で購入するこ

JCOPY 498-04836

とができます。そのモニターをパソコンと繋ぎ、パワーポイントなどのソフトを駆使すると、患者さんにお伝えしたい内容をタイムリーに伝えることができます。

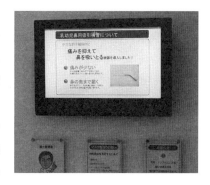

　梅華会では患者さんに向けた院長のメッセージや、睡眠時無呼吸外来や禁煙外来開設の告知、あるいは患者さんへのアンケートの集計結果を解説するなど、様々な情報の提供に努めています。もちろん、こういったモニターを通じての情報提供は、いつまでも同じ内容だと飽きてしまいますし、内容が少な過ぎてもいけませんので、毎月変更し、季節に合った内容を提供するよう心がけています。

② iPad

　iPad は、患者さんに対して通常の病気の説明をした後に、再度患者さんに見ていただくための補助的なツールと位置づけています。患者さんにとっては診察後の医師の説明は意外と伝わりにくく、理解できていることは説明した内容のおおよそ 30％ぐらいではないかと言われています。そして、家

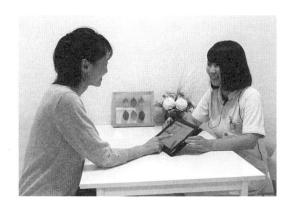

に帰る前に大半を忘れてしまう可能性さえあります。そういったことを防ぐために梅華会では、医師からの説明が終わった後、再度 iPad を使って病気の説明を行い、患者さんに病気をより深く理解してもらうことを目指しているわけです。

　IT ツールのメリットとして、至極当たり前のことですが、繰り返し行っても疲れない、全く同じ内容を寸分たがわず説明してくれることが挙げられます。人の手となるとどうしても、説明に抜けや漏れが起きたりする可能性がありますが、IT ツールではそういった心配はありません。また、IT ツールを取り入れることで、患者さんにより短い時間で効果的に説明することが可能になり、待ち時間の短縮にも繋がっています。

③ ニュースレターの発刊

　ニュースレターは、定期的に患者さんに対してクリニック内での取り組みや今後の活動などを周知していくための広報活動の一つです。梅華会では「うめじび新聞」と名付け、月に1回患者さんに向けて発行しています。医

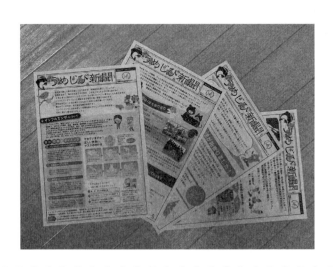

学的な知識はもちろんですが、私たちのスタッフの考えや活動を理解してもらい、より親しみを持ってもらいたいという想いもあります。

　時期に応じて告知内容を変えることが必要ですので、例えば秋口であればインフルエンザ予防接種の周知、冬場であれば花粉症に向けてのレーザー治療の広報、春先には、花粉症の予防や新しい治療法である舌下免疫療法の告知──といった内容を載せています。

　梅華会ではデザインの専門スタッフを配置したことで、より優れたデザインの紙面でクリニックの方針をしっかりと伝えることができるようになったと自負しています。私の偏見によるところがあるかもしれませんが、患者さんにとって、スタッフの生の声は、ネットからあふれてくる一般的なメッセージよりもいっそう強く響くようです。何が書いてあるかより、誰が書いているのかがはっきりすることで、そのメッセージが患者さんにより深く伝わっていくのではないでしょうか。

　そういった意味でも、スタッフ一人ひとりの日々の仕事の中での考え、近くのおいしい店や食事といったプライベートなこと、あるいは近隣の地域の皆さんが行かれる観光地の話など、何でもちょっとした情報を発信することでよりファン患者さんをつくることができると考えています。

　この「うめじび新聞」の導入の結果、受付で患者さんから「ニュースレターいつも楽しみにしているよ」といったお褒めの言葉をいただいたり、イベントの告知をすることで、多くの患者さんに情報を拡げることができています。新聞を印刷するコストは安価なので、患者さんとのミュニケーションツールとしては非常によい方法です。

　さらに、書き手のスタッフにとっても文章を何度も推敲しインプットしたものをアウトプットするよい機会でもありますし、他業者のさらに素晴らしいニュースレターを見た場合も、もっとこれに近づきたい、もっとこうしてみたいという想いがすごく湧いてきます。ただし、まずは1年に1回とい

うように小さく開始し大きく育てていくような意識付けが必要になるかと思います。どのような取り組みでも、小さく始めて大きく育てるというのが軌道に乗せるための一つの道のりではないでしょうか。

④ メールマガジン・LINE の活用

スマートフォン全盛のこの時代、クリニックの情報を患者さんに伝えるという行為は以前よりも簡単になったようでもあり、難しくなったようにも感じています。昨今の IT ツールの発展により、メールマガジンを発行したり LINE を活用することによって、患者さんに直にメッセージを送りやすくなりました。クリニックでは、患者さんの情報源となる問診票に住所は書かれていますし、問診票にメールの記載をお願いすることもできます。もちろんメールを記載するに当たっては、事前にこちらからメールを送らせていただいてもよいか承諾を得る必要はありますが、実際のところ他業種に比べてメールアドレスを取得しやすいのではないでしょうか。そこで、クリニックの診療時間や休診時間、代診時間などの診療予定、予防接種に適した時期、あるいは病気の経過に応じた検査や治療などの情報を告知することが可能になります。

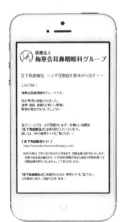

反面、同じことを考えている競合クリニックやその他の企業もあるわけですから、メールや LINE のみならず、患者さんはもうこれでもかというぐらい日々広告や情報を浴びせられるわけです。

一説によりますと、人が 1 日に広告を目にする機会は 5,000 件とも言われています。そのように大量の広告を浴びせられることによって、患者さんは一旦取得したメールマガジンの配信を拒否したり、LINE から削除するという行動をとることになります。これは私たちも少なからず行う行為です。

JCOPY 498-04836

そう考えると、メールマガジンや LINE を配信する場合には、相手の方のご迷惑にならないものにするために、必ず、削除できる選択肢をメールの文章の中に入れておいたり、配信する日程をしっかりと決め、めったやたらに送付しないといったマナーが要求されると考えます。梅華会としては配信は月に1回を目安としています。

　IT ツールの活用に関しても、便利になった反面、難しくなったこともある中で、いかに梅華会が価値ある情報を提供できるか、いかにして患者さんに目を通してもらえるかについても、日々研究しながら改善を図っています。20代、30代の若者は、ほぼ全ての人がスマートフォンを所有し、ネットを通したコミュニケーションを行っています。そのような状況下、梅華会でもメールマガジンや LINE を活用し、積極的にクリニックの情報を発信するようにしています。

　特に毎月の診察医師や休診日については、希望する患者さん全員にメールを配信し、情報を提供するようにしています。そのほか、時期に応じて、インフルエンザの予防接種の予定や費用、花粉症の舌下免疫療法の開始時期の告知や利用方法に関しての提案なども配信しています。

スタッフとのコミュニケーション

　私は勤務医時代、上司とうまく接することができない時期がありました。

　やりたいのになかなか手術をさせてくれない、新しい治療を行うための手術器具導入の稟議を通してくれないなど、未熟な私はそのことで勝手にやる気を失ったり、自分のマインドを自らマイナスの方向に向けてしまっていました。どのような環境であっても、何かしら経験できることはあったのにと、今からすれば反省すべき点です。

　この本を読んでおられる勤務医の先生にぜひ伝えておきたいことは、よりよくするためには現状のままではなく、常に1歩でも2歩でも前進し、改善案がないかを検討しつづける習慣を持つべきであるということです。病院という組織はトップヒエラルキーである各科の集まり、寄り合い所帯です。しかし、クリニックのように組織が小さくなれば小さくなるほど、より人間関係が大切になり、そこでのトラブルは良い成果を生み出すことを難しくします。

　現在、経営者という勤務医とは異なる立場から見ると、今まで見えてこなかったものが見えてくるようになりました。開業当初、女性ばかりのスタッフと私の関係が良好であったとはお世辞にも言えません。当時のことを想い返せば、恥ずかしい限りですが、スタッフ一人ひとりとの対面での面接一つとっても、ある種の恐れを感じていました。当然、本当に心を割って話ができたかどうかというと、本当に相手のことを知ろうとか、相手が何を求めてこのクリニックに働きに来ているのかということより、どうしても給与面ばかりに目がいってしまって、彼女たちがその仕事に就くことによって本当に達成したいこととか、得たい感情とかいったものをあまり考慮できなかったような気がしています。

　よく「男性の脳は解決脳、女性の脳は共感脳」といいますが、何かしら課題が起きたときに、男性としてつい解決脳で物事を見てしまい、女性スタッフに対するアドバイスの際に、共感してしっかり話を聞くことがまだまだできていないようです。女性の悩みに対して、解決を示す方策を示したところで、彼女たちが本当に話を聞いてくれたとか、心がより落ち着いたとかいった結果には、なかなか繋がりません。特に開業される男性の先生方にとって、スタッフ一人ひとりとの関わりの中で、男性と女性の感情の差というものを実感することは、今までの病院に勤めていたとき以上に多いでしょう。

　勤務医のときには、女性スタッフとの関わりの中において、心理面にまで考慮して深く接する必要がなかったでしょうが、開業してからは一人ひとりのスタッフとのコミュニケーションの時間を割く必要が出てくると思いますし、会話を重ねていくことによってドクター自身にも何かしらの気付きが得られるのではないかと考えます。

　今ではスタッフが増えてできなくなってしまいましたが、開業当初は必ずコミュニケーションの時間をつくろうということで、月に1回、水曜日の午前診が終わった午後にランチ会を開いて、みんなでたわいのない雑談をして、その中でお互いを知り、関係性を深めていこうと努力していました。仕事とプライベートとを完全に切り分けて行動することは現状ではないと思っていますので、一人ひとりのスタッフの人生、いわゆる仕事とプライベートの両面でより幸せな人生を送ってもらいたいのです。仕事の面だけでなく、プライベートの面でもいろいろと話し合うことで、結果として両方にいい影響が出るのではないでしょうか。

　私自身も、仕事の充実がプライベートの充実に繋がると思っていますし、逆に仕事で成果が出ないときはプライベートでもつい落ち

込んでしまったり、物事をネガティブに考えたりすることにも繋がります。そこで、仕事は仕事、プライベートはプライベートと分け隔てることなく、より質の高い人生にするためにはどうしたらいいかという全体像を想い描きながら、その中の一つとして医院運営があると捉えています。

スタッフミーティングのコツ

　ミーティング、いわゆる会議は定期的に行っているクリニックが多いのではないでしょうか。ただ、ややもすると、院長個人の発言のみに終始してしまい、それをスタッフがただじっと聞いているだけというケースが非常に多いように思われます。原因は様々でしょうが、院長に意見を言っても聞いてくれないだろうなあとか、自分にとって全然興味のない話だなあとか、院長とスタッフとの間にある目線の違い、あるいは感覚の違いが、ミーティングを不毛な時間としてしまっている原因となっていることが多いのではないでしょうか。

　梅華会でも、7年前の開業時から定期的にミーティングを行ってきましたが、当時と今のミーティングの内容は随分と変わりまし

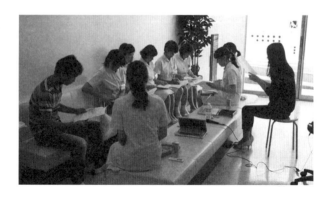

た。その当時のミーティングは本来のミーティングではなく、ただ院長である私が一方的に伝えるだけのものでした。であるならば、紙で渡したほうがよかったのではないかと、今にして深く反省するぐらい一方的なものでした。「会議は収束と拡散」とも言いますが、たくさんの意見を皆で出し合い、ある一つの方向にもっていくという「収束」と、多様な意見を出し合って、いろいろなアイデアでお互いの頭を刺激し合う「拡散」が同時に行われなければなりません。今の私としては、出席者の一人ひとりが当事者意識を持ってそのミーティングに参加してほしいという想いがありますが、残念ながら以前は本当に私からの一方的な話で、会話も何もあったものではありませんでした。

　その会議の本質に想い至るにつれ、自分自身の話す時間はどんどん減らして最低限にしました。そのかわりにスタッフに話をさせて、皆が自分の意見を言い合う場となるようにしました。いきなり「自分の意見を言え」と言われても本人たちは戸惑うでしょうから、敷居の低いところから順々に質問を投げかけていって、そして発言したスタッフに対して誰もが敬意をもって傾聴し、その発言に対してまずは発言してくれたことに感謝し、そして否定的な言動をとらないという梅華会の文化・風土を作り上げていきました。

　今後の目標は私が一切発言することなく、皆が思い思いに自分の考えを語る、あるいは私の代弁者が法人の理念に則った考えを述べ行動に移してくれれば、私は長老型リーダーとしてただただ見守る――そういった組織とするのが一つの目標でもあります。

　仮にスタッフの時給が 800 円だとして、そのスタッフが 5 人参加し、1 時間かかる会議が設けられたとすると、全部で 4,000 円が費やされたことになります。その 4,000 円が本当に今後の医院の運営にとってプラスになるか否かといった費用対効果も考えながらミーティングをより実りのあるものにするにはどうしたらよいの

でしょう。

　私が開業してからの7年間で、様々な試行錯誤を繰り返したり、あるいは会議・ミーティングに関わる多くの書物を読むことによって学んできたことをご紹介します。

　まずミーティングでは、必ず前月の振り返りを行うことが大切です。クリニックにおいて日々生じるたくさんの課題について、それをしっかりと反芻し、消化して次へと結びつける必要があります。一度ミーティングで決めたことも、ついおざなりになって、つい忘れ去られてしまうとしたら、いったい何のためのミーティングだったのかわからなくなります。そこで、例えば先月、トイレ掃除は午前と午後の2回必ず点検することを目標に掲げたのであれば、それが実行されたのかを今月振り返る必要があります。それを、俗にPDCAサイクル（plan-do-check-act cycle）と呼びますが、しっかりとPDCAサイクルを回すためにも、ミーティングでは振り返る時間を作ることが大切です。

　梅華会においても、従来はミーティングでせっかく素晴らしい案が出てきてスタッフ全員に周知していたとしても、一時的にしか継続できず、継続した結果が反映されて改善されるという一連のプロセスに繋がらなかったということが問題でした。

　また、仮にその提案が100％満足いくものでなく、たとえば50％であったとしても、せっかく案が提示されたのですからその50％をいかにして60％、70％と100％に近づけていくかを各スタッフが考える努力やプロセスが大切であり、一人ひとりのスタッフに問題を提起するよいきっかけにもなるでしょう。従来の私たちの取り組みは、いわば食べ物を食い散らかすような、せっかくよい食材があったとしてもそれを全部食べて咀嚼して栄養とする前に、また別の食べ物に向かっていくような中途半端さがありました。一つひとつの取り組みに対してどれだけ真摯に向き合っていくかが重

JCOPY 498-04836

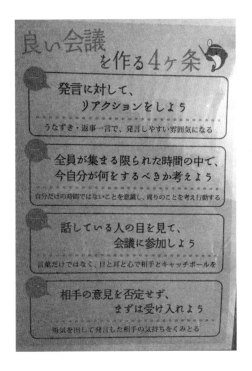

要になると考えます。

　梅華会で取り組んでいる各種イベントでもそうですが、常に改善のプロセスを意識することでPDCAサイクルが回り、一見ぐるぐると同じところを回っているようでも螺旋階段のように常に徐々に進歩して次のステージに向かっていけるのだと考えています。

　また、**スタッフ全員の発言の機会が重要**です。院長1人で求めること、考えられることはあまりにも限られています。院長だけでなく、スタッフ一人ひとりの考え方、皆の知恵の結集こそがこれからのクリニックに求められるものです。スタッフが5名、10名といるのであれば、その知恵を結集して行動し、運営することこそがこれからの医院の在り方、つまり勝ち組に繋がると考えます。そのためにも、院長は現場の意見や声をすぐに反映できるようにスタッ

フに発言する機会を提供する必要があるのです。

　ただ、院長から「発言して下さい」とお願いしてもなかなか皆の前では言いにくいとも考えられます。梅華会でも、過去における組織を顧みて発言しやすい風土があったかというと、決してそうではありませんでした。

　その風土を変えようと考えた私の具体的な取り組みは、何も特別なものではありません。司会をスタッフに任すことです。私が自分の発言は極力抑える、皆の発言を聞き、発言に対して承認し、賞賛する──そういったことを繰り返すことで、少しずつ、ミーティングではスタッフ全員が発言するという文化・風土ができてきたと信じています。文化・風土は１日にしてならず。継続して、繰り返して皆に伝えて続けていきたいと考えています。

　それとともに、ミーティングにはある一定のルールが必要です。ミーティングが始まっても、隣でこそこそ話していたり、ミーティングが終わった後で出た案に対して意見や反論をしたり、提案に対して否定ばかりして対案を言わなかったり、そういったミーティングでは実を結ばないと私は考えます。ミーティングに関しては、まず、事前にルールを明確にし、そのミーティングに参加する全員がそのルールに基づいて意見を出し合うことを期待しています。

　いずれにしても、ミーティング・会議は、本来はスタッフ皆で一緒に考えるべきものです。なぜなら、人は考えることを通して新しい未来に期待してワクワクし、よりよい未来を想像するものだからです。何から何まで言われて行うよりも、自分で考えて行動した方がより成果が高まるのは目に見えています。そういったミーティングの在り方をこれからも追い続けていきたいと考えています。

私とスタッフをつなぐ社内報

　社内報を作るきっかけは2つあります。一つは、スタッフの数が増えて、毎年4月に新卒が採用されることになったということです。梅華会では2011年から1名、3名、5名、6名、5名と毎年新卒を採用しています。以前から働いているスタッフは、当然、梅華会の理念・考え方を理解していると思いますが、新しく入ってきたスタッフには梅華会の文化・風土をすぐには伝えられないことが多いのです。そこで、以前からの梅華会の取り組みなどが何かしら形として残っていれば、新しいスタッフが梅華会の方向性を理解してくれるのではないかと思いました。それが社内報という形になりました。

　もう一つの理由は、現在、約40名のスタッフに直接メッセージを伝える機会が減ってきたということにあります。忙しい日常の診療以外で伝えたいメッセージを社内報の中で活かしていきたいというふうに思いました。他の企業の社内報を見ても、スタッフの紹介であったり、スタッフの表彰であったり、いろいろな形でスタッフ

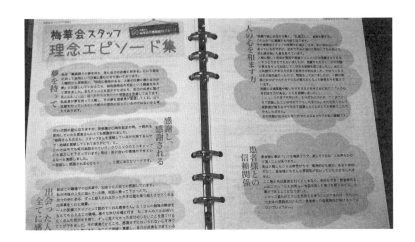

にとってより働きやすい職場になれるような工夫が見て取れます。梅華会も、現場で働くスタッフに重点をおいた社内報作りを目指しています。

また、梅華会では、院外向けの広報としてニュースレター、ブログ、ホームページなどで、法人の想いであったり、私たちの取り組み、方向性、といったものをお伝えしていますが、院内のスタッフに対しても、広報をする必要があると考えています。そこで、毎月の全体ミーティングのトップとしてのメッセージの発信として、社内報を活用し始めました。**社内報とは院内における取り組みをスタッフに対して改めて明示することによって、なぜそれが必要かを伝え、クリニックのベクトルを整えていくためのものである**と理解しています。

また通常、リーダーが組織の中で人を把握するのは 7 人が限界と言われています。7 人ぐらいまではある程度目が届きますが、それ以上になると全スタッフに対してなかなか 1 人でマネジメントすることが難しくなるのです。そういった時に、威力を発揮するのが社内報です。

私たち医師はクリニックを開業するに当たり、まずどういう目的でそこで仕事をするのかを考えます。そうした理念をスタッフに伝えるためには、普段自分は実際にどういう想いで行動をしているのかを社内報で具体的に明示することで、よりスタッフにメッセージが伝わりやすいのです。

そして、社内報で示すだけでなく、**トップである院長が一貫性をもって行動することが重要**です。いくら社内報に書かれている理念が素晴らしい内容であったとしても、トップがその行動に基づいて動いていなければ、それは絵に描いた餅であり、スタッフにその理念が浸透するはずもありません。だからこそ、トップ自らが心の底から信じる規範や哲学を理念として掲げる必要があるのです。

JCOPY 498-04836

　また、社内報を作成するに当たっては、スタッフにも協力しても
らいます。社内報を書く担当となったスタッフにとっては、理念と
いうものを改めて考えたり、クリニックの取り組みを改めて考える
ことになりますし、自分たちが日ごろ行っている行動が、本当に
ミッション・ビジョン・バリューに沿ったものであるのかを改めて
見つめなおすよいきっかけにもなります。

　こうして作成した社内報は、後述するクレド手帳にはさみこみ、
第 1 号からずっと保存していくつもりです。これから入ってくる
スタッフにもわかるようにすることで、それが堆肥のように積み重
なって、梅華会の文化・風土となることでしょう。

　そして、クリニック自体の文化・風土が生まれると、次はエンパ
ワメント、権限移譲の段階になると思っています。トップからの
メッセージだけではなく、切り口を変えてベテランのスタッフ、若
手スタッフやパートスタッフ、あるいはそれをサポートする業者さ
ん、あるいは患者さんからのメッセージも入れると、もっと内容が
濃くなります。例えば、患者さんから、梅華会ならではの強みと言
える「あたたかい想いやり」の言葉掛けに対する御礼をいただいた
とします。その御礼が、私たちが本当に求めているものに対してで
あれば、そのことを社内報に記載します。すると、そのことで役に
立ったという実感が湧き、私たちスタッフの満足度に繋がると同時
に、自分たちの進んでいる道が確たるものであるという自信を持つ
ことにもなるのです。

　自信を持ち、誇りをもつこと、つまり**自分たちの自尊心を高める
こと**こそが、人が成長する時に最も**パワーを出す源**になると考えて
います。

院内 SNS

　院内のコミュニケーションを図り、仕事を円滑に行う上で、新しく入ったスタッフの歓迎会や終業後の飲み会などでの交流は非常に大切だと考えていますが、法人の規模が大きくなってクリニックが分散するとなかなかそういう機会を持つことができません。意思の疎通は、直接会って話ができれば一番うまくいきますが、法人の規模が大きくなって、スタッフの顔一人ひとりが見えにくくなった時、マネジメントの限界を感じたりもしていました。どうすれば院長とスタッフ、あるいはスタッフ同士の意思の疎通が図れ、仕事の方針などを共有できるのか思案しました。かつては、メーリングリストを作成してみたり、あるいは定期的にリーダー会議を行ってその組織の末端にまで、私の想いや行動が見えるようにしようと努力してきました。しかし現在は、そういったことも IT を用いてある程度クリアできるようになったのです。

　きっかけは、私が入会している次世代マーケティング実践会の主催者である神田昌典さんの対談 CD です。毎月送付されてくるオーディオ CD を車の中に入れて常に聴いていました。その対談

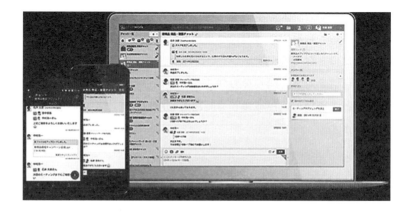

CDには毎月ゲストが登場します。例えば『ユダヤ人大富豪の教え』の著者の本田健さんや、たかの友梨ビューティクリニックのたかの友梨社長、『ストーリーとしての競争戦略』の著者の楠木建さんなど、そうそうたるメンバーです。ある月のゲストはチャットワーク社の山本敏行社長でした。そのCDの中で、山本社長は、究極のペーパーレスを目指すためにどんどんクラウドに情報を集めているといった話をされていました。

　今のビジネスの中で、多くの時間を割いているのは検索するための時間だといいます。実際、私たちも、クリニック内で探し物をしたり、資料を探したり、カルテを探したり、はたまた物品を管理したり、発注のために在庫を確認したり……、物を探すのに、年間何百時間も取られることもありました。山本社長も探し物をする時に、検索窓に探したい物の情報を何かしら入力すると、その物のある場所が瞬時に得られるようにして、検索の時間を著しく減らすことを目指しておられました。

　後に、山本社長が起業されているチャットワーク株式会社にスタッフと一緒に見学にも行きました。事務机に引き出しがなかったり、給与明細も紙で出さずデータで飛ばし、とにかくペーパーレスに徹底するという一貫性を感じました。パソコンは1人に1台ずつ与え、何か伝えたいこと、何か共有したいことは常にチャットで情報提供し、さらにチャットの中にプロジェクトごとのチャットルームを作り、その中の遣り取りでプロジェクトも進行させていました。

　従来のグループメールよりもよりスマートに行える形態だと感じ、梅華会でも院内SNSを取り入れました。クリニックのスタッフが全て常勤であればよいのですが、パートのスタッフさんに対してであったり、全員で集まることができないケースでは、院内SNSは全員で瞬時に情報を共有することができるツールとして非

常に重宝しています。

　SNS についてもう少し詳しく解説すると、「SNS」とはソーシャルネットワークサービスの略称で、院内においてクラウドとして使用することのできるコミュニケーションツールと位置付けることができます。特に梅華会は分院体制を敷いていますので、なかなか全員が集まることができないという状況において威力を発揮しています。もちろん、個々のクリニックにおいてもパートスタッフを採用している施設であれば、午前シフト、午後シフトで入れ替えもあるでしょう。その場合に一度に双方のスタッフに対して必要な情報を流すことが可能になります。

　あるいは、スカイプのようにクラウドで会議をすることも可能です。その他タスク機能であったり、ファイルの添付、そしてグループチャットを任意で調整できるなど用途としては非常に幅の広いものがあります。私が導入した SNS は、前述のチャットワーク株式会社によるものですが、その他にも複数あると思いますので、比較検討することが必要かと思います。

　導入するに当たって、一つ言えることは、体裁を整えたものの実際にそのシステムがクリニック内の仕組みとして成り立っていないというのでは意味がありません。有効活用するためには、実際に使うスタッフ皆が同意し、その院内 SNS を使うメリットを皆が実感する必要があります。そこで、スタッフ全員で当該 SNS を提供している企業に見学に行くとか、実際に使っているクリニックさんを訪問して、院長のみならず働くスタッフが使っているのを見て、全員でその有効性を感じ取ることによって導入へのハードルが低くなると考えています。

　なお、梅華会では、院内 SNS としてもう一つ、グーグルサイトも使用しています。グーグルサイトの位置づけというのは、簡単に言うと、マニュアルの電子化です。梅華会では開業以来、多くのス

タッフが業務に携わり、その中で少しずつマニュアルが作られ、そのマニュアルは年々継ぎ足し継ぎ足しされ、今では莫大な量になっています。もちろん、マニュアルは紙媒体で使用することでもいいのですが、実際にその紙媒体の中から必要な項目を探すには、どうしても時間がかかってしまいます。そこで威力を発揮するのがこの電子媒体です。

　例えば、新人スタッフが「禁煙外来」の一酸化炭素のモニタリングの方法がわからないとすると、何百ページもあるマニュアルから探していくのと、グーグルサイトで検索窓に「禁煙外来」と入力して検索するのとは、全くスピードが違うわけです。ある研究によりますと、1人の企業に属する人間が、年間に物を探す時間は何十時間、何百時間も必要と言われています。そのようなもったいない時間を省くためにも、ITの力を活用していくことが必要不可欠です。

　さらにグーグルサイトでは動画も貼りつけることができるので、動画のマニュアルに発展することができます。今まで人に対して教えるには、文章のほか、直接教える方法があったのですが、それに代わり、動画で伝えることも有用な方法であると考えています。最近ではYou Tubeを使って動画をアップすることができますので、検査方法を動画として貼り付けることも簡単です。

　このような形で、梅華会は、グーグルサイトでマニュアルを電子化し、より効率的な情報共有を図っていますが、グーグルドライブについて補足すると、グーグルドライブでは、そのドライブの中でリアルタイムで他者と情報を共有することが可能です。例えば、マイクロソフト

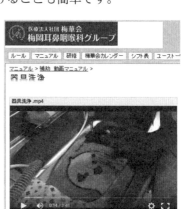

1408　全体ミーティング議事録

8月27日（水曜）
書記：秋山

8月27日（水曜）
　サマーカーニバルの報告（担当:秋山さん）
　Google活動報告（担当:茜吉さん）
　患者さんの忘れ物のお知らせ方法について（担当:砥さん）
　グローイングアカデミー研修の現状報告、並びに受講フローについて
　（担当:鳩野さん、角さん）
　バグジー研修からの学び、取り組みたいこと（担当:岡本さん）
　院内アンケートについて（担当:宇都宮さん）
　福利厚生について（担当:宇都宮さん）
　チェックオンへの移行について（担当:松田）
　比田井さんの講演会の状況について（担当:武島さん）
　武庫之荘の現状報告（担当:武島さん）
　武庫之荘開院後の方針について（担当:理事長）
　タイムカードのあり方について（担当:理事長）
　芦屋の北側ポスティングについて（苦楽園の今後について～マーケティングの強化～（担当:理事長）
　担当:理事長）
　常勤医療スタッフの固定化　10月実施検討（担当:理事長）
　パートスタッフ採用について（担当:理事長）
　よしだ歯科クリニックの合同プレゼン発表会＆懇親会（担当:理事長）
　クレド手帳を用いたワークショップ（担当:理事長）
　レセプト・再раск誌・返戻事由報告（担当:鳩野さん・角さん・岡本さん）
　今月の目標（担当:武島さん）
　先月の目標（担当:岡本さん）
　勉強会（担当:岡本さん）
　今後の予定
　お誕生日おめでとうございます♪

社のエクセルに相当するスプレッドシートというものがあります。そのスプレッドシートにおいて管理権限を与えられたユーザーは、そのスプレッドシートをお互いが見ながらリアルタイムで内容を修正してくことが可能です。会議の議題であったり、数値の管理であったり、タスクリストであったり、そういったものをお互いが記入し、その情報がリアルタイムで見られると、仕事のスピードがぐんと速まることが期待できます。

　梅華会では KPI（Key Performance Indicators）として日々のレセプト枚数であったり、患者さんの数、あるいはその日の天候にいたるまで、スプレッドシートに毎日記載して数値管理を行っています。もしこれがエクセルを使っていれば、A さんがエクセルに入力したデータを一度メールで送信し、それに対して B さんがファイルを開き、そして B さんが修正をしてからまたファイルを送信

JCOPY　498-04836

する。それをＣさんが見て……といったことの繰り返しとなります。このグーグルサイトのスプレッドシートでは、ＡさんもＢさんもＣさんも同時に編集をすることができるのです。

　現在1人当たり月500円のビジネスプランに加入していますが、このツールがしっかりと稼働しており、結果、スタッフの仕事に対する手段が多様化されていると感じています。各クリニックの経営上の数値を逐一追っていくことで日々の経営状況をリアルタイムで把握し、次の一手に反映できます。打つべきポイントを明確にして即座に実行すること、目的を明確にして意思決定を迅速にすること、スピーディーに行動すること──以上3つが経営上において非常に重要であると確信しています。

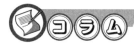

忘年会（感謝祭）

　異業種からの学びでも書いたように、梅華会では毎年年末に大阪にある
リッツカールトンホテルで忘年会（感謝祭）を行っています。忘年会について
てもその目的や意図をもう一度考える必要があります。

　私は、一流ホテルでいいお食事をして、皆で1年間の労をねぎらうとい
うことも大切だと考えてはいますが、ただそれだけではなく、一流のサービ
スに触れて私たち自身も一流を目指そうという気持ちが芽生えればよいし、
忘年会で人の和に触れ合い、普段なかなか会えないメンバーとの交流を深め
ることでチーム力がさらに発揮されることを願っています。

　ある時、リッツカールトンホテルのスタッフからは温かいメッセージをも
らうとともに、クレドカードに基づいた行動とはどういったことを指すのか
といったお話を伺う機会もいただきました。皆さん、クレドカードをご存じ
でしょうか？　クレド（Credo）とは、ラテン語で「信念・信条」という意
味で、企業にとっては経営理念とも言えます。経営理念がどんなに素晴しく
ても、従業員をはじめ、株主、取引先など企業の繁栄や存続を支える方々に

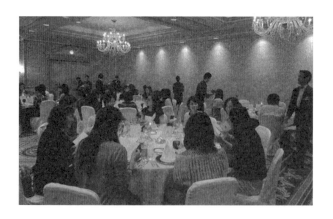

JCOPY 498-04836

伝わっていないのでは、無いにも等しいといえます。そこで、既存の企業理念の本質をそのままに、自社の存在意義や仕事への誇り、社会に貢献している意識などを盛り込み、経営の価値観を形にしたのがクレドカードです。企業の経営理念を書いたものを持ち歩きできるカードの形にし、従業員全員に配ります。クレドカードは、従業員が持ち歩くことで、常に一人ひとりが企業の理念を意識し、行動に反映できることを狙っています。成功している組織をモデリングするという意味で、梅華会でもクレドカードを手帳という形で取り入れました。

　また、忘年会を人と人を知るための手段とするとともに、ダンスやクイズなど細かな催しものを行いながらスライドを通したプレゼンを使い、和気あいあいとした雰囲気の中で梅華会のことを学べるような趣向を凝らしています。その中で、今年一年を振り返り、梅華会のミッション・ビジョンに向かって、次の一年はどのように行動していくのかをまとめて「年間の目標」を掲げます。

　スタッフ全員がここまでよくやってきてくれた、ありがとうございますという意味での感謝祭という気持ちもあるのですが、スタッフに感謝されるという成功体験を積み重ねてもらって、個々が自尊心・誇りを持ち、それがプライベートに良い影響を及ぼすのであればこれ以上の幸せはありません。感謝祭は、私にとっても、　年の計をしっかりと立てて次の年に向かって新たに行動を生むモチベーションになっています。

　これから開業を志す先生方、あるいはもうすでに開業されている先生方におきましても、忘年会をやる意図・目的というものを明確にして、単なる忘年会とするのではなく、忘年会をして成功だったと言えるためのにはどうすべきかについて考えてみるのもよいかもしれません。

製薬会社との接し方

　たくさんの医薬品情報をタイムリーに教えてくださる製薬会社のMR さんとの関係にも想い出深いものがあります。赴任した先々の病院には、それぞれ出入りの MR さんがいて、その MR さんから説明される薬の効果や副作用などのデータを参考にしながら、私たちは治療方針に沿った薬剤を選んでいくのですが、その過程の中で仕事以外のところで、人と人としてお付き合いさせていただいた想い出がたくさんあります。

　特に、私が遠く離れた札幌に転勤した時には、誰も知らないその場所で、まず真っ先に親身になって相談に乗ってくださったのがある製薬会社の MR さんでした。その方とは、仕事だけではなくて仕事が終わってからも一緒に食事に行ったり、スキーに行ったり、テニスをしたり、プライベートでも様々な交流を行いました。札幌を離れる時に最後に頂いた名刺入れは、今でも私の大事な大切な宝物です。

　MR さんの持っている情報は薬効に関するものばかりではありません。例えば、アレルギー性結膜炎の治療薬「アレジオン」という点眼薬は、一般的に医薬品として出ている中で唯一、ソフトコンタクトレンズを装着していても点眼が可能です。MR さんが提供してくれた情報の一つですが、そういう情報は開業しているとなかなか他のドクターから流れてきません。その他、他のドクターの考え方や行動、あるいは医療業界における流れというものも教えていただくことができます。医師としての更なる技術の研鑽を積む過程で、日々の MR さんとの関係性は非常に大切なものになります。

　とはいえ、一部の MR さんの中には、ただ業務日誌にドクターとのアポを取ったという成果を書くためだけに面会を求めているように感じられる方もいらっしゃいます。そこで、MR さんと面会す

JCOPY 498-04836

る時間の調節も非常に大切になってきます。アポイントメントを無制限に受けていると、毎日の昼休みがMRさんや医療機器メーカーとの面談に費やされることになって、ややもすると医院経営のために割く時間が少なくなることにもなりかねないので、その点も注意していく必要があるでしょう。

 ## 卸業者との折衝

　医薬品の納入をお願いする卸業者とは、勤務医の頃にはほとんど接点がなかったかもしれません。有名な卸業者には、メディセオさん、ケーエスケーさん、スズケンさんなどがあります。日々私たちが院内で使用する薬品は、卸業者から仕入れていくわけですが、仕入れ価格は会社によって差があります。噂では、カルテルのように地域の中で共謀して同じ値段で設定しているという話も聞いたことがありますが、真偽のほどはわかりません。

　しかしながら、薬品として仕入れている以上、クリニックの経営上、企業努力として仕入れ単価を下げて諸経費を下げるという行動を続けていく必要があります。

　梅華会では、医薬品の選択や採用は、看護師が行っています。定期的に仕入れ金額を見直したり、ロットによる発注で金額面を下げるような交渉をしたり、あるいはインフルエンザの予防接種のように時期に応じて大量に発注するようなケースの場合も看護師が事前に交渉します。

　また、今まで卸業者だけにお願いしていた梅華会ですが、最近は通販のアスクル・メデトモでも医薬品の販売をしているので、ちょっとしたガーゼやシーツ、注射器などは、いろいろ見ながら一番安いところ、あるいは一番効果が高いと思われるものを選択するようにしています。また、梅華会には現在4つのクリニックがあ

りますので、大量仕入れというスケールメリットを享受することも考えに入れながら発注するようにしています。

　ところで、卸業者との折衝を看護師がすることに驚いた方がいらっしゃるでしょうが、院長が全てをやろうとすると、もっと重要なことができなくなってしまいます。できるけれどもやらないというのが院長としての理想の姿であると思っています。つまり、やらないということは信頼できるスタッフの誰かにしてもらうことになります。

　そのためには、やはりチーム医療とエンパワメントが必要不可欠であり、院長の考えや理念を常にスタッフに伝え続け、意識を共有していることが大切です。

 ## 医療機器メーカーとのお付き合い

　診療科目によって異なりますが、医療機器は、開院時の初期投資額の半分あるいは半分以上を占めるのではないでしょうか。それほど医療機器は高価なものですし、経過によって故障や不具合を起こしたりするケースもあります。耳鼻咽喉科である梅華会での医療機器は何といってもファイバーがその代表ですが、ファイバーは頻繁に使ううえに先端が細くなっていますので、患者さんとの接触で先端が傷んだり、ゴムが劣化することが少なくありません。

　そのような場合に、いかに迅速に対応してもらえるかが重要です。極端な例ですが、診察時間内にファイバーが故障してしまうということになると、診療に多大なる影響が生じてしまう可能性があります。そういった時に迅速に対応してもらうためには、普段から、保守契約をしっかりと意識しておく必要があります。

　また、医療機器メーカーは医師の動向にも詳しく、現在の梅華会阪神西宮の院長である南野尚也さんをご紹介くださったのも、ある

医療機器メーカーでした。私は、そういったご縁というものを大切にし、人と人として誠意を持ってメーカーとお付き合いすることで、お互いが Win-Win になれるような関係性を築き上げ続けたいと考えています。

取引銀行との融資交渉

　融資に関しては、私自身の経験をお話しすることがなによりと思います。

　クリニックを開業するときは、診療科によって差はありますが、おおよそ数千万円から1億円が必要になります。テナントとしてでなく土地や建物も所有してということになればさらにかかるでしょう。ドクターは世間一般では高所得者に分類されるのでしょうが、人間の性なのか、収入が増えた分支出も増えるものですから、なかなか貯金はできないのが現状のようです。周りのドクターを見回してみましても、融資を受けずに自己資金だけで開業したドクターはほとんどいません。かくいう私もその例外に漏れず、融資を受ける必要に迫られました。

　しかし、融資を受けると言っても、銀行なんて預金通帳を作るときやお金を引き出す時にしか行かなかったものですから、実際にお金を借りるという時には、どれくらい親身に相談に乗ってもらえるのか見当もつかず、先輩の情報を頼りにするしかありませんでした。

　最初に日本政策金融公庫、いわゆる国金に相談に行きました。融資には担保を必要とする銀行が多い中、国金は担保不要ということでしたが、保証人が必要ということで、私は、自分自身の力で何とかやってみたいという思いもあった手前、断念しました。

　そして次に選択肢の一つに挙がったのが、今はもうなくなりまし

たが、当時三井住友銀行にあった開業医向けのローンパッケージでした。身元の保証人も必要なく担保も不要でした。

その時融資を受けた額は約 5,000 万円（金利は 2.6％）、自己資金 2,000 万円、計約 7,000 万円からのスタートでした。その中から内装費を支払い、医療機器を準備し、一部はリースで計上し、残りを運転資金に充てたのです。

その時は、ただ銀行に言われるがままにするしかなかったのですが、今にして思えば、もっと交渉の余地があったのでないかと思います。銀行もビジネスですので、他行と比較したり、あるいは自分の独自性、自分なりの事業計画というものを明確にしたうえで、クリニックをその場所で開業する狙いやクリニックの今後の展開、地域に対する貢献度などを銀行に伝えることによってクリニックの信用が増し、金利にも影響したかもしれないと思えるのです。説明用の書類を細かい数値を用いてパワーポイントできれいに示すということでなはなく、自分自身の原点であるクリニックをどうして開業したのかという熱い想いを伝えていくことで人と人との関係性が上向き、よりよい結果を手に入れられたのではないかと思っています。

現在、複数の銀行と取引していますが、こうした自分の熱い想い、あるいはクリニックとしての業績を高く評価してもらった結果、最近での金利は変動でおよそ 0.6％まで下がってきています。近年の金利は低いので、時代の流れと言われればそれまでかもしれませんが、クリニック経営において診療報酬が高止まりしている中、融資コストも敏感に考えていく必要があります。

 ## 顧問税理士からのアドバイス

個人であれ法人であれ、クリニックを運営するに当たって欠かせ

ないパートナーが顧問税理士です。

　税理士は、もちろん適正な納税を推進するという役割を担っていますが、クリニックの顧問として、運営に率先して関与するパートナーとなってもらうことが大切です。いわゆる PL ＝損益計算表、あるいは BS ＝貸借対照表、そういった数字の羅列が税理士から提示されます。今まで縁がなかった数字ばかりが並んでいるので、意味が良く理解できないと会計嫌いになってしまって、月々の会計帳簿をあまり見ないという開業医の先生方もいらっしゃるかもしれません。

　しかし、経営者となったからには嫌でも会計帳簿の数字と向き合っていかなければなりません。「I love numbers, numbers love me」私と数字は相思相愛だと、自分の中で思い込むぐらいの覚悟をしていかないと、管理次第で大きな損失を招いてしまう可能性があります。

　数字は正直で、計測でき、管理できます。そして、管理をすることによって次の戦略を立てやすくなります。クリニックの人件費は売り上げの何％を占めているのか、前年度に購入した資産に対する減価償却はどのように推移しているのか、仕入れ額は売り上げ額の何％ぐらいになるのかや、当期における長期の借入額と返済額との関係まで管理していかなければなりません。

　クリニックには繁忙期と閑散期が必ずあります。繁忙期の保険収入が 2 カ月遅れで入ってくるのがわかっても、閑散期にスタッフのボーナス時期が重なったりすると、短期的には資金繰りがショートしかねません。そういった時に備えて、銀行の当座貸越といった制度を利用し、必要に応じてスピーディに融資が下りるような体制を構築していくことも重要になります。

　ところで、どの業界、どの業種でもそうですが、私たちクリニッ

ク経営にとって一番の経費は何だかご存じですか？　人件費でしょうか？　大方の人は人件費と答えられるかもしれません。確かにクリニックはサービス業であり、サービスを売る、ということですから人件費がかかるのは致し方ありません。しかしそれ以上にかかる経費があります。それは、実は税金なのです。一番かかる税金に対してしっかりとした対策を打たないと税金に翻弄されかねません。もちろん必要な制度に則った納税は必要ですが、しっかりとしたマインドを持った節税が必要です。脱税ではなく節税です。節税対策も含めて安定した病院経営を行うことこそ、患者にも、地域にも、そしてスタッフにもより愛されるクリニックになっていくと考えます。

　このほか、月々の電気、水道などの光熱費や広告・広報費、通信費、コピー用紙やインクなどの消耗品費、販促費、そういった細かい品目まできっちり管理し、前年度との比較を行うことで、どのポイントに効果的に資金を投入していく必要があるのかが見えてきます。

　よく簿記は3級を取得した方がよいとか、複式簿記をある程度理解した方がよいという話も聞きます。もちろんそれに越したことはないのですが、私たち医師にとっての優先順位を考えた時に、やらなければならないことは他にあるはずです。ですから、まずは数字に慣れることが大事です。損益計算書に慣れる、貸借対照表に慣れる、ということです。

　数値に翻弄されながらも、そこから見えてくる課題も多いものです。単なる数字の羅列から、何かしらのイメージを読み取って、クリニックにとってより効果的な戦略・戦術を練るためにはどのようにしたらよいのか？　そう考える機会もまた、勤務医の時には想像もできなかったことです。

　私が税理士から指摘されたことに、売り上げに対する福利厚生費

JCOPY 498-04836

の割合があります。当時、売り上げに対して福利厚生費がそれほど高く計上されていなかったのです。福利厚生費というのは、言ってみればスタッフに対するサービスで、そこには税金がかかってきません。支出する法人からすると経費として売り上げから差し引ける、一方、受け取るスタッフからすると給与ではないので所得税がかからない、つまり、双方とも税金がかからないということになります。

　税理士の指摘により、この制度をうまく使っていこうと考えた私は、まず従来から入っていた市の福利厚生制度に加えて、民間が運営している福利厚生倶楽部に加入しました。福利厚生倶楽部は、一定会費を支払うことによって、梅華会のスタッフがそこのカードを用いてホテルや旅館の宿泊、公共交通機関の利用、イベントやコンサートのチケットの割引など、様々なサービスを安く楽しむことができるというものです。このおかげで、スタッフに公私ともにより充実した毎日を送ってもらうことができるようになりました。

　また福利厚生の一環として、スタッフの誕生日には花束を贈呈しています。一人ひとりに感謝のメッセージを添えて、毎回私が渡しています。これも名目では福利厚生に入ります。さらに 2015 年より、大家族主義という名のもと、スタッフの家族に対しても花束を贈ったり、図書券を送ったりしています。スタッフが元気に働いていてくれるのも、それを支える家族の理解があってこそだと思うようになったからです。このように福利厚生という漠然としたものが、帳簿を管理することで、数値で測って計測し、そして判断する指標となってくるわけです。

　当たり前のことですが、売り上げがどれだけ高くても、実質の利益が出ていない状態では、いずれかの経費を上げるような行動を積極的に行うことはしにくいものです。目先の売り上げ、つまり、レセプト枚数だとか患者さんの数だとかに捉われるのではなく、クリ

ニックにはどれぐらいの売り上げがあって、どれぐらい借金を返して、どれぐらいの減価償却にかかって、そして最終的な実益はいくらになったのかを把握することが必要です。そして、その実益を適切に分配するためには、納税および節税という意識をしっかりと頭に入れていく必要があります。

社会保険労務士との就業規則策定

　就業規則という名称には皆さん聞き覚えがあると思いますし、開業されている方は既に導入されているかもしれません。私は勤務医として十数年勤めてきましたが、当時は就業規則の存在も場所もよく把握しておらず、医局の片隅においてあったような気がするものの、きちんと読んだ記憶もないしそれについて特段何か感じたこともありませんでした。あくまでも形だけの、本当に形だけの雇用業務の規則、といったイメージしかありませんでした。

　しかし、開業していざ採用する側になると、就業規則がないとその都度こまごまとした相談事が生じてきます。常勤の有休の付与というのはいつから始まるのでしょうか、有休の計画的付与というのはいったい何なのですか、私は残業が週に何時間ついているんでしょうか……などなど。開業して初めて、私はパートさんにも有休休暇があるという事実を知りました。しかし、社会保険労務士から、かなり多くのクリニックにおいてパートさんには有休が支払われていないとも耳にしました。

　中小企業だから仕方ないか、といった気分で就業規則を作らないでいると、雇用者と被雇用者の双方にとって不幸な結末になりかねません。就業にあたってお互いに気持ちよく雇用し、勤務できるよう、一定の決まりを明文化したものが就業規則です。就業規則を作ったからといって、売り上げが上がるとか、信頼関係が上がると

いったことはないかもしれませんが、規則があることによって院長
へ直接相談があがってくる事例は各段に減りました。もしあったと
しても「その質問に関しては就業規則に書いてあるから後で読んで
みて」と済ませることもできます。

　採用する側のドクター自身は、勤務医時代に就業規則に則った勤
務をしていたことはなかったでしょう。残業手当が 25％増しという
話も聞いたこともなかったし、普通に夜遅くまで仕事をして、その
まま当直して、次の日の朝一番にそのまま手術室に入る……、ドク
ターの誰もがそれを当たり前のことのようにやってきたと思いま
す。しかし、経営者となったからには、スタッフの仕事と給与のバ
ランスを重要視し、就業規則をないがしろにしてはいけません。就
業規則は従業員が 5 人以上では必要と規定されていますが、クリ
ニックとしてより拡大発展し社会貢献していくためには、従業員が
5 人未満のクリニックでもぜひ活用されることをお薦めします。

　また、これからはクリニックでも活用できる政府からの助成金に
もアンテナをはっておく必要がありそうです。例えば、女性に対す
るキャリアパスプランを構築したら助成金が下りるとか、前年度よ
りも人件費が 10％上昇すれば助成金を交付するというような制度
が、毎年新たに施行されています。

　さらに、そういった助成金を通して国が何に対して援助したいの
か、どういった事業に対してサポートしたいのか、といった政策が
見えてきます。手続きが面倒なのでやりたがらない社会保険務労士
さんも多いと聞きますが、政府からの助成金は積極的に活用するべ
きと考えます。

近隣薬局との付き合い方

　最近のクリニックでは院外処方が主流になりつつあります。国の

方針のもと、医薬分業ということで院外処方を促進するような政策が推し進められてきました。私の４つのクリニックでも全て院外処方ですが、メリットとして調剤の手間が省ける、薬剤の在庫負担をなくすことができるといったことが挙げられます。一方患者さんにとっては、クリニックで受診し処方箋を受けとった後さらに薬局に薬を取りに行くという、いわば二度手間になってしまうというデメリットがあるのも事実です。

　また、クリニックの隣に調剤薬局があったとすると、経営母体は異なっても、来られる患者さんから見れば、クリニックと調剤薬局とは一心同体と思われがちです。そこで、たとえクリニックでよい接遇ができたとしても、その次に行く薬局で長時間待たせるなど、対応方法がいまいちであった場合には、患者さんの受ける印象はどうでしょう？　終わりよければ全てよしとよく言いますが、最後の最後で印象を悪くするようなことがあれば、患者さんにとってのクリニックに対するイメージも悪くなるでしょう。クリニックの評判は、クリニックのみならず、隣接する調剤薬局の在り方にも大きく左右されるものなのです。

　私は調剤薬局にもしっかりとした待ち時間対策を施してほしいと考えています。患者さんの心理としては、同じ時間でも診察を待つまでの時間は比較的短く感じると思いますが、それに比べ薬局で待たされる時間は長く感じられると思っています。言うならば、行列のできるラーメン屋さんでラーメンを食べるまでに待っている時間はまだ待てますが、ラーメンを食べ終わったものの会計の時点で混んで待たされると、その時間はものすごく長く感じられるのと同じような感覚でしょう。

　私たちのクリニックでは、近隣の調剤薬局さんとの連携を密に図るため定期的にミーティングを行っています。

　前述の待ち時間対策のように当方からの提案などもありますが、

逆に患者さんが薬局で話したことなどもフィードバックしてくれます。患者さんにとってドクターには言いにくいことでも、調剤薬局では案外話してくれるものです。例えば、処方の内容について、私はこう希望しているけれどドクターの処方はこれだったとか、本当は漢方薬を処方してもらいたかったのに普通の薬を出されたとか、本来ならばドクターに直接話してもらっても何てことはない話なのですが、患者さんからすると、直接ドクターには言いにくいことが多々あるようです。そういった意見も、薬局さんの方で拾い上げて適宜クリニックの方へ戻してもらうと、クリニックにとっても、薬局にとっても、患者さんのことを真に考え、親身に対応ができる、いわばオーダーメード治療ができることに繋がるのではないでしょうか。

　昨今ではジェネリック医薬品の流通量が増し、当たり前のようにジェネリック医薬品を処方していますが、これも国の政策です。ジェネリックではない方がよいと考える患者さんもいます。私たち医療人は、お互いに密に連携を取りながら、情報を共有し、最適な医療を目指していくべきではないでしょうか。

地域の方々とのお付き合い

　梅華会では、時期ごとに様々なイベントに取り組んできました。きっかけは、他のクリニックさんを見学した際に、病気ではない健康な時の患者さんと接している雰囲気を感じ、すごく楽しそうだなあと思ったためです。

　病院やクリニックというところは、残念ながら皆が行きたいと思うところではなく、熱が出たり、咳が出たり、体調を崩してやむなく行くようなところです。ですから、患者さんと不安な状況、しんどい状況の時にのみお会いするのではなく健康な時にお会いした

い、何かしらのコミュニケーションのきっかけにしたいと想い、イベント開催を始めました。

　まずは、2011年に始めた「ハロウィーンパーティ」です。大道芸人さんを呼んだり、簡単なクイズをしたり、あるいは趣向を凝らした衣装を着用し、皆さんに喜んでもらえたので、非常に有意義なイベントだったと思います。また、元気なお子さんと触れ合い、すごく喜んでもらえたことがクリニックで働く私たちの喜び、自信の源ともなりました。

　こうしたイベントは、もちろん患者さんとの交流も深まるとは思いますが、それ以上に、その準備の段階でスタッフ皆が関わり、知恵を出し合い、考え、行動し、そして成功に至るそのプロセスにより、スタッフ一人ひとりが成長し、自信に繋がるというメリットがあります。自信は自尊心に繋がり、自分を肯定的に愛することに繋がります。自分を愛することができなければ、他人を愛することもできません。クリニックにおいて他人を愛し、共感し、想いやりをもつということは最も重要なことだと考えています。

　その他、開院5周年記念のイベント、あるいは、外部から講師

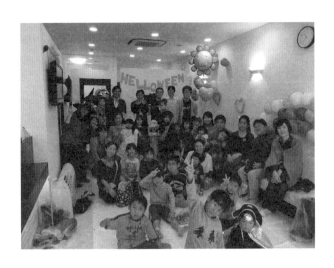

JCOPY 498-04836

を招いての講演会なども行いました。これらのイベントを通してスタッフの健全な成長を目の当たりにしたことで、これからも様々なイベントを開催し、地域住民の方々との診療以外のところでの触れ合いを大切にしていきたいと考えます。

　また、地域のお祭りの一つに、芦屋サマーカーニバルという花火大会があります。その中に地域枠として屋台の出店募集があったので、私たち梅華会は 2013 年と 2014 年にその屋台に出店しました。もちろん営利目的ではありません。実際 2 年連続で赤字でしたが、新しいことに挑戦し、スタッフみんなに達成感を味わってほしいと思ったから出店したのです。

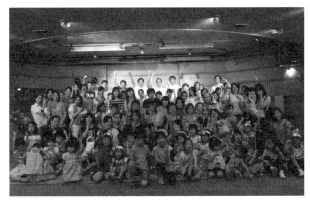

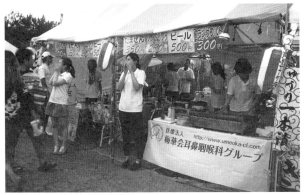

　出店するにあたり、何を商品として売るのか、仕入れはどこからするのか、どのような人員体制で販売を行うのか、入金の管理はどうするのか──といったことを全て新卒スタッフに任せました。新卒スタッフに物を売ることの大変さを感じ取ってほしかったのです。私たち医療業界は、得手して売るという行為、セールスに対してどこか躊躇するようなところがあるのではないかと思っています。これは私の考えですが、本来、セールスは非常に高尚なものであって、相手に納得していただいて商品やサービスを買っていただくのですから、非常に高い知識や技術が要求されるものだと思っています。医療というサービスは、性質上どうしても押し売り的に医療の提供側から前に前にプッシュするような売り方はできないかもしれません。しかし、もし相手である顧客、つまり患者さんにとって本当によいサービス、よい医療行為があるのであれば、それは患者さんにしっかりと伝えるべきです。もちろんその前提として、そのサービスがその患者さんに合ったものであるという確固たる確信があればの話ですが、患者さんと面と向かった時にどれだけ相手に対して自分の信じるところをセールスできるかということも重要です。

　イベントといってもいろいろありますが、たとえイベント自体は失敗に終わっても、何か新しいことをやることによって、何かしら学びを得ることができると感じています。人はやったことの後悔よりも、やらなかったことの後悔の方が大きいという話も聞いたことがあります。私自身、全くそのとおりだと感じていますから、常に新しいことを探して、常に変化できるような組織であるよう心がけています。

　ダーウィンも「強いものが生き残るのではなく、変化できるものが生き残る」と言っていますが、過去20年が劇的な変化であったように、これからの20年もさらに劇的な変化が社会全体に起きる

と思っています。そのための事前準備を今からしっかりしておく、『備えあれば憂いなし』です。

　なお、皆さん方が初めてイベントを開催する場合は、閑散期に準備し行動できるような規模の小さいものから始めるのがよいと思います。いきなり大がかりなものだと準備も大変ですし、スタッフも混乱します。梅華会でも最初は院長自らが率先して行動する必要がありましたが、現在では、大変有り難いことに、スタッフ自らが主体性をもって自分で考えて行動を起こしてくれています。ですが、最初は院長先生がほとんどを 1 人で行わなければなりません。時間的なもの、あるいは金銭的なものを含めて開催のタイミングを見計らうことが重要です。

　最初は手間暇かかるイベントですが、普段と状況が違う中での患者さんや地域の方々との触れ合いが、想いがけない気づきを得ることができる絶好の機会になることは間違いありません。

3

マネジメント 編

マネジメントとは

　ユダヤ系オーストリア人の経営学者でマネジメントの大家、P・F・ドラッカーは、マネジメントについて組織をして成果を上げさせるための道具、機能、機関と言っています。また、著書『ネクストソサエティ』の中で、ミッション、ビジョン、バリュー以外は全てアウトソース（外注）できるとも言っています。

　クリニックで言えば、血液検査はもちろんのこと、受付業務、看護業務、そして究極のところ、医師の診療まで、アウトソースできるということです。私たちは、つい代診を忌避する傾向にあるように思います。実際に、代診によって患者さんは一時的には減ることが予想されますが、経営理念を共有している医師が代診するのであればそれで良しと考えるのがドラッカーの「価値観」です。言い換えれば、ミッション、ビジョン、バリューの３つはそれほどに経営の根幹であり、経営理念として重要だということです。

　それでは、ミッション、ビジョン、バリューとは何なのでしょう？日本語でミッションは「使命」、ビジョンは「目的」、バリューは「価値観」と訳されます。以下では、梅華会のミッション、ビ

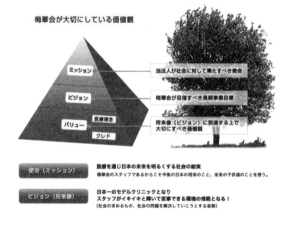

梅華会が大切にしている価値観

ミッション — 当法人が社会に対して果たすべき使命
ビジョン — 梅華会が目指すべき長期事業目標
バリュー　医療理念
クレド — 将来像（ビジョン）に到達する上で大切にすべき価値観

使命（ミッション）　医療を通じ日本の未来を明るくする社会の結実
　梅華会のスタッフであるからこそ今後の日本の将来のこと、未来の子供達のことを想う。

ビジョン（将来像）　日本一のモデルクリニックとなり
　スタッフがイキイキと輝いて従事できる環境の規範となる！
　（社会の求めるもの、社会の問題を解決していこうとする姿勢）

JCOPY 498-04836

ジョン、バリューともいえる経営理念が確立するまでを具体的にお伝えしたいと思います。

 ## 梅華会の理念

～笑顔で楽しみながら働く～

　私が開業する直前、たくさんのドクターから話を伺ったり本を読むことによって、なぜこのクリニックを開業するのか、そしてこれからクリニックをどうしていきたいのかを理念にまとめることが大事であると理解しました。しかし恥ずかしい話ですが、その当時はそこまで理念をコミットメントできていたわけではなかったのです。そこで、実際に自分がこのクリニックをどうしていきたいのか、どういった価値観で運営していきたいのかを考えていたのですが、そんな時にある1冊の書物に出合いました。

　それはジム・コリンズの『ビジョナリーカンパニー』という本で、その本の中では、2つの企業を比較のためにリサーチしていました。具体的には、いわゆる圧倒的に卓越し成功している企業とそうでない程々の企業とを様々な角度から比較し、成果の差に一体どのような要因があるのかを調べたものです。そしてジム・コリンズはその結論として、卓越した企業とそうでない企業の差というのは、理念がその企業にどれだけ浸透しているかの差であると発表したのです。

　もちろん、大きな企業は一般的にそれぞれ理念があります。しかし、その理念の内容や質がどれだけ素晴らしく、どれだけ崇高であるかが重要なのではなく、その**理念が経営陣やトップだけに理解されるのではなく、社員それぞれが理解して同意しその基準に基づいて行動をしているか、社員一人ひとりに浸透しているかが、卓越した企業となり得るかどうかの差**のだとも言っています。

　私はこの本を読んで思いました。自分が最も求めるクリニック像、あるいは大事にしたい価値観、そういったものをどのように考えていけばよいのだろうと。そして、結構分厚い『ビジョナリーカンパニー』を一語一句読み直しながら、自分だったらどうしたらよいだろう、どういうふうにすれば自分自身が納得できて、社員に伝えることができるのだろうと考えていきました。

　梅華会の理念の一つに「笑顔で楽しみながら働く」という言葉があります。私が勤務医として病院に勤めていた時、仕事が楽しくない時期がありました。振り返ってみれば、自分がまだまだ未熟だったから楽しくないという考えに捉われていたのです。実際は、仕事というのは本来楽しいものではないか、いや楽しくあるべきだ、楽しいからこそもっとよくしよう、もっと改善しよう、もっとスキルを身に付けよう——と前向きになれるのです。好きこそものの上手なれとはよくいったものです。

　私は今でも、より楽しくするためにはどうすればよいのかというところに焦点を当てて、スタッフ一同とともに毎日楽しみながら仕事をしています。

～スタッフ個々が夢を持ち、常に自己の改善に努める～

　梅華会の理念の中に、「職員個々が夢を持ち、常に自己の改善に努める」という文言があります。私は夢という言葉が大好きです。子どもだけでなく大人になっても夢を持ち、自分がどうありたいのか、どういう目的で今の人生を歩んでいるのか——その夢に向かって行動するワクワク感とドキドキする気持ちを大切にし、手に汗にぎる情熱あふれる人生を過ごしたいと思っています。その理念には、今日よりも明日、明日よりも明後日と、常に一歩二歩と少しずつでも前進できるようにといったメッセージが込められています。おかげさまで、梅華会のスタッフには変化に対する拒絶や拒否が非

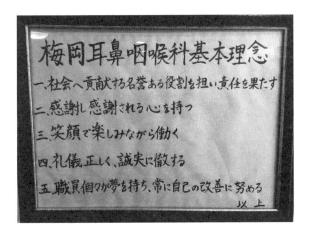

常に少ないと感じます。

　確立されたシステムや仕組みをどこか変えようとすると、現状からの脱却に恐れや不安を感じることが普通だと思います。梅華会のスタッフは、それでも一度やってみよう、とにかくやったうえでダメだったら元に戻せばよいと考え、より効率的にあるいはより安全に、より患者さんに満足していただけるようなシステムができるのであれば、私たちは常に自己の改善に努めるとコミットメントしてくれています。短期間にたくさんの改善を積み重ね、その一つずつの積み重ねが大きな成果を生むようになったのは、このおかげではないかと考えています。

　ここで大事なことは、まずクリニックの基本方針です。**まず最初に基本的な考え方を伝えることが大事**なのです。ジム・コリンズの『ビジョナリーカンパニー』の中にもありましたが、大事なことは、バスに乗せるのは誰か、行き先に向かうため、ミッションを叶えるために誰をバスに乗せるのかです。常に、より良

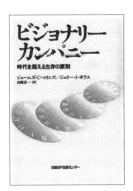

き人材、より組織にフィットした人材を求め続けることが大切です。自分よりも有能な人材を求める心構えで、常に上へと向かっていきたいと私自身も肝に銘じています。

　企業としての理念、価値観は最初に伝えるべきものであって、そのベクトルの方向がはじめから違う場合は、いかに有能な人材を採用したとしても、クリニックにとっても、あるいは働いている本人にとっても不幸な結果に陥るのではないでしょうか。

　特に新卒、新しく入職してきてくれるスタッフにとっては最初が肝心です。就職は、人生における結婚にたとえられるくらいの一大イベントです。その肝心な最初の職場という重責を担う立場でいる私たちは、私たちのクリニックがどういう職場で、どういう考え方で、どういう方向性をもって、そしてどういう価値観をもって運営されているのかを詳らかにしなければなりません。

　「あなたにとって理想のクリニックはどういったものですか」

　そこから全てが始まると思っています。思考は現実化するといいますが、何事もまず頭の中でイメージとして描かれ、そのイメージを現実化するために実行に移されます。ですから、その前提として採用する側の理想のクリニックを想い描く必要があります。その想い、理念を軸に行動を起こすことで、それを理解したスタッフが現場で主体的に行動できる、主体的に考えるという習慣ができるのです。

　次に、組織が大きくなると、リーダーを育成していくことが不可欠となります。院長自身が全てをカバーすることは不可能ですから、たとえ院長が不在でも現場が主体的に考え、対応できる組織をつくらなければなりません。また、部門ごとのリーダーがトップと部下との間の橋渡しをすることによって、より円滑に物事が進み、スタッフ一人ひとりの理解度が深まり、クリニックとしての方向性を隅々までしっかりと浸透させることができます。

　スタッフは常にその医院長であるトップを見ています。常にです。ですから、理念には自分自身が本当に想い描いていることに対してコミットメントしているものしか入れてはいけません。理念に書いてあることと、実際にやっていることの一貫性がない場合、組織にその理念を吸着させるような大きな磁力、磁場というものは生まれてきません。一貫性があってこそスタッフも納得するし、方向性が見えて、みんなが規律正しく、ベクトルが一つになって目的に向かっていけるのです。

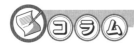

組織診断

　スタッフが 20 人、30 人、そして 40 人と拡大していくなかで、スタッフ皆の心の底——本当にスタッフたち一人ひとりは今の仕事を楽しくやっているのかな？、何か不満がないかな？、今の法人の成長スピードについてきてくれているかな？——を知りたいという想いを抱くようになりました。各リーダーから随時現場の声は挙がってきますが、どこまで本音で話ができているのか心配になり、人に言えないような悩み事やもっとこうしたらよいのではという法人の改善案などについてのヒアリングをきっちりしてみたいと思うようになりました。

　よく 1 人の人の目は 10 人までしか届かないなどと言いますが、自分自身の中で現実的に目が届かない範囲に声なき声があるかどうかを把握したいと強く思うようになった時、他社が導入している組織診断を目にする機会があり、その導入を決意しました。

　組織の中で仕事をしていると、上司と部下との関係のうえではもちろんコミュニケーションが大事なのですが、部下からは上司に直接言いにくいことがあったり、あるいは上司が想定もしていないことで部下が解決できていないこともあろうかと思います。そこで梅華会では、さらによりよい職場環境を構築するため、組織診断を行って部下からのメッセージを受け止めることにしたのです。

　組織診断は、スタッフに対してアンケート形式で質問を投げ、それに対する答えを得るというものです。

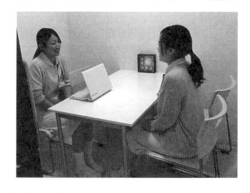

いわば、患者さん向けアンケートのスタッフ版です。直接話せなかった内容もアンケートという紙媒体を間に入れることで、表現できる仕組みになっています。

　そうして得たアンケート結果は、トップとしてどのような行動を取っていくのか、あるいはどこを改善していけば効果的に職場の環境がよくなるのかということの一つの指針になります。例えば、私が上司として、現時点でさらなる教育環境を提供したいと思っていたとしても、部下が、それについてもうおなかいっぱいだ、十分に教育の環境は整っているからこれ以上は進めてほしくないと思っていたとしたら、私の舵取りの変更が必要です。

　すでに相手の要望が満たされているものにどれだけアプローチしても、成果率は低くなるでしょうし、過剰な提供は逆効果にもなり得ます。そのような場合は、さらなる教育環境充実の必要性や、教育されることによって得られる成果などをスタッフたちに伝え、スタッフがそれを理解して何かを感じてくれれば、おのずとさらに上の教育環境に対するニーズが出てくるのではないでしょうか。

　また、組織診断として得たアンケート結果を項目ごとに重要度・満足度を縦軸・横軸に取ってグラフ化してみることも大切です。一番よいのはもちろ

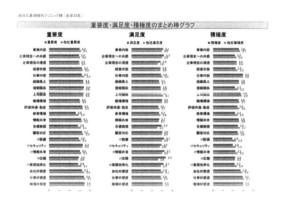

ん満足度・重要度ともに高い領域ですが、なかには、満足度は低いけれど重要度が高いという領域もあります。この領域は、まずもって検討に値すべきことだと考えています。すなわち、スタッフ個々がとても大事だと思っているのに満足度が低いわけですから、早急な対策が必要なわけです。逆に、満足度は高いけれど重要度は低いものについては、もう既に満ち足りているのですから、今すぐ手を打っても効果は低く、その必要はないわけです。

　梅華会では、組織診断を導入した結果、スタッフにとって重要だと思っているが満足していないものにフォーカスを当てて、どうしたら満足できるようになるのかをテーマに全体のミーティングを行いました。具体的には、組織診断の結果では適材適所に関して満足度が低いという結果が出たのですが、ミーティングは、具体的にはどの部分についての適材適所なのかを明らかにすることから始めました。少し細かい話になりますが、受付・会計・クラークといった部門別の適材適所もあれば、クリニックの分院の勤務体系における適材適所というものもあります。あるいは、リーダー、サブリーダー、そういった役職のことなのかもわかりません。皆の意見を聞くうちに問題の本質の一端を垣間見ることができ、その中で皆の満足を上げるためにはどうしたらいいのかを真剣に話し合うよい機会になったのです。

　組織診断は、組織としての舵取りの中での一つのツールとして活用することが重要で、ただやみくもに組織診断の結果ばかりに目を向けても現場の意向の全ては反映できません。実際には、そのポイントポイントに関する皆の意見を再度拾い上げていくという作業が重要なのです。

　このように定期的に定点観測をする組織診断は、スタッフの職場満足度を測る一つの尺度になりますし、他との比較を通して、クリニックの強み、弱みといったものを把握することも可能になります。

　手前味噌になりますが、梅華会の職場好感度は非常に高く、本当に有り難いことにスタッフの人間関係は良好だと私も実感しています。このことは、

私自身が何かを成したというよりも、スタッフ個々が一社会人という自覚を持って、個性豊かなスタッフとうまく渡り合い、そして行動を共にできているるということにほかならず、本当に感謝の気持ちでいっぱいです。

　これからも組織診断などを有効に活用して、梅華会の強み、弱みを明確にしたうえで、それを今後の組織としての行動に反映し、さらに組織の中にいろいろな立場の人間がいることの強みを活かし、1 + 1 を 3 にも 100 にもできるチームづくりに励んでいきたいと考えています。

エンパワメント

　エンパワメントとは、組織の構成員一人ひとりが「力をつける」という意味で、企業経営においては、組織としてのパフォーマンスを最大化するために、現場に権限を与え、従業員の自主的・自律的な行動を引き出す支援活動を指します。いわゆる権限移譲ということです。

　この考え方も開業当時はなかなか身につけることができませんでした。一言で権限移譲、現場に任せると言っても、どうしてもこの仕事は院長として持っておきたい、あるいは持つべき仕事であると考えてしまい、その制限された思考の枠で考えてしまいました。しかしそれでは、いつまでたってもその仕事を下に任せることはできません。そして、なかなかエンパワメントできない状態が続いているということに気づかされることになります。この仕事はスタッフに任せることができるのだろうかと考えたときに、スタッフのこれまでの行動を見ているとこの仕事は難しいだろうなあと考えてしまうことが多々ありました。

　その中で気づいたことは、成長の階段を一歩ずつ進んでいるスタッフに対して、一歩上の階段を任せてあげるべきだということです。大東亜戦争のときの山本五十六の「やってみせ、言って聞かせて、させてみて」という言葉がありますが、実際にさせてみてそれを上司がしっかりと見守り、フォローしてあげるということが必要になるのです。

　エンパワメントは丸投げをするのではなく、その仕事を任せて成し遂げる過程をしっかりと見守ってあげるということです。私は自分の仕事の一部を下に任せたことで、院長しかできない「出版」といった作業に時間を割くことができたり、あるいは経営者同士で学ぶようなセミナーにも参加できたり、スタッフ一人ひとりが自らの

JCOPY 498-04836

持ち場で最大限に能力を発揮できるようお互いのタスクを調整し、より成果の出る配置を考えたりできるようになりました。

　組織が大きくなるにつれて、院長としてやるべきことはたくさん増えてきます。例えば、入出金の管理、鍵の管理、ユニフォームの管理、そういったものまで全てを院長がやっていれば、おのずとその組織の限界が見えてきます。もちろん、開業当初はそういった現場の作業を理解しておく必要があると思うので、ある程度のステージになったら現場に任せることがよい方法です。

　任せることによって、その仕事を与えられたスタッフはその仕事を通して、例えば在庫の管理を学んだり、レセプトの作成の仕方を学んだりする機会を得、そして仕事を渡した院長も次の新しいステージの仕事、例えば業績の分析や損益計算書や貸借対照表の分析からの今後の経営計画を立てる時間を持つことができます。そういった分業体制を敷くことによって、組織力はより強固なものになり、将来を見据えた経営も行えるようになるでしょう。

　また、場合によってはコンサルティングという考え方もあります。数値を計測・分析し、それに対して適切な経営判断を行うには、外部の意見も非常に大事です。その場合も、経営の専門家による外からの意見も参考にしながら、最終的には院長自身が決定し、責任を負うという仕組みが大事です。

　いざエンパワメントを行おうとすると、「この仕事は俺にしかできないから俺がやる」と思える仕事が多いと感じます。しかし、それは本当に院長自身しかできない仕事なのでしょうか。

　私は、常に自分の仕事をリストアップし、本当に自分しかできないものなのか？　他のスタッフに任せることができるのではないか？　という視点でチェックするようにしています。イギリスの経済学者、リカードの『比較優位論』にもありますが、できる人が全てやるというやり方だと、組織としての業績は落ちます。できる人

はより付加価値の高い行動に注力を当てる組織が成果を出すことができる組織なのです。

　比較優位に関しては相対性理論を発見した偉大な物理学者であるアインシュタインと秘書の例がよく使われます。

　アインシュタインは研究の他にも、タイピングなどの秘書業務も誰よりも速く有能にこなせるとします。しかし、アインシュタインに秘書業務に専念させようと思う人はいないでしょう。雇った秘書に秘書業務を全部させて、アインシュタインは研究に専念させるべきと誰しもが考えるはずです。

　アインシュタインがタイプライターを打つのは機会費用が高過ぎだからです。そんな時間があったら物理学の研究をしてもらった方が総合的には大きな成果が見込めるでしょう。アインシュタインがタイプライター打つのに夢中になって相対性理論を完成させなかったら大きな損失です。

　このときアインシュタインは秘書に対して絶対優位にあるといいます。秘書は秘書業務のスキルしか持っていなければ秘書業務において比較優位を持ちます。

　これをクリニックにあてはめると、アインシュタインとは院長であり、秘書というのは院長を支えてくれるスタッフであるということです。

　院長が、自分ができるからといってなんでもかんでもやることは、それだけ院長が高い機会費用を支払っていることに他なりません。

　ですから院長がいかにスタッフに権限委譲を実行できるかが鍵になるといえるでしょう。その為にはベースとしてスタッフとのラポール（信頼関係）が築かれている必要があります。

 JCOPY 498-04836

右腕の採用

　梅華会の経営が軌道に乗り、分院が1つできたところまではまだよかったのですが、分院が2つ、3つと増えていくにつれ、スタッフのマネジメントに自分の目が届きにくくなっていくことに大きな不安を感じていました。スタッフの仕事環境を知りたいと思えば、今まではすぐに面談ができ、それで済んだのですが、分院が増えるとそういったこともままならず、私の代わりとなるスタッフを探し求めていました。経営コンサルタントにスタッフのマネジメントをお願いしていた時期もありました。私の中には、マネジメント業務こそ理念を共有するスタッフで賄うべきという信念はあったのですが、なかなかよい人材に巡り合うことができませんでした。

　私が求めていた人材とは、医療技術のあるなしに関わらず、ただただ理念を共有できる人材です。本気で梅華会のミッションを育てることをコミットメントしてくれるスタッフが欲しかったのです。

　苦労の結果、現在では理念を共有できる新しいスタッフに恵まれ、マネージャーとして活躍し、より組織が強固になったと感じられるようになってきました。そして私も心の安寧といいますか、心の平穏といいますか、彼なら任せていても安心だと思えるようになり、日々の診療にしっかり身が入ると同時に、目指しているエンパワメント力の強化が図れました。

　トップの考えを理解してくれるスタッフが周りにいるかどうかは、組織の成長の度合いに大きく影響すると考えています。組織の幹部がトップの言葉を翻訳し部下に伝えていくことが文化・風土の育成に繋がります。ここでいう翻訳とは、トップが伝えた言葉を、例えば比喩を用いて説明したり、よりかみ砕いて説明したり、部下のわからないところをよりわかりやすいように伝えるために言葉を変えて説明することによって、より理解度を深めるということで

す。トップがスタッフ全員と、密に時間を共有していけばそれはスタッフにも徐々に浸透していくでしょうが、時間は限られているので、トップの考えを間に入って正しく説明してくれる人材がいるなら、その方が効率的です。右腕となる人がいれば、例えば、医院長が学会で出張、あるいは講演会で代診を立てるといったときにも、しっかりと現場を見ていてもらえるという大きな安心感を得ることができます。

　うちのクリニックは小さいから、と右腕の採用を諦めてしまうのは簡単です。でも、本当に右腕となる人を採用したいのであれば、今からでも準備できることはあるのではないでしょうか。例えば、梅華会においては、ホームページに採用の専門サイトを構築して、はっきりと私たちの考えを打ち出し、人材の募集を行っています。その内容は、いわゆる美辞麗句を並べたような甘い話だけではありません。梅華会の理念を示すと同時に採用する人材には、理念を理解し同調し共有することを求めていることも明確に示しています。そして、採用後の理念共有の過程にあっては厳しいこともあるが、その仕事の中にやりがいがあることを記載しています。そして、このように募集したことで、やりがいを真に求めるスタッフが右腕として採用できました。

 ## チーム医療

　現在の多くのクリニックが、院長を頂点としたピラミッド構成になって、スタッフの意見の集約が果たされていない——というのが私の仮説です。その仮説に基づいて、自分がトップとしてどのような行動を示していくべきなのかについて、私の考えをお話しします。

　一般的に、学生から社会人になった時は、社会人の基本について

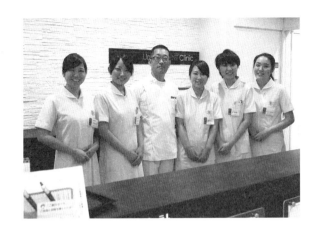

　先輩方から教えてもらうことが多いのではないでしょうか。それは
どの業界でも同じことが言えると思いますが、医療業界においても
医師が大学を卒業すると大方は医局に入り、その医局の先輩方から
指導をしてもらいます。私も、医局の先輩方からたくさんのことを
学びました。ただし、医療技術、知識については豊富に教えてもら
えるのですが、チームとして医療を達成するという意味で、看護
師、医療スタッフ、その他コメディカルとの人間関係をうまく保ち
ながら連携をとって仕事をするという点に関しては、あまり指導し
てもらえないのが実際です。

　これは私の偏見かもしれませんが、医師はピラミッドのヒエラル
キーの上に立ち、いわゆるお山の大将のようになってしまい、やや
もすると他のスタッフとうまく対等な関係を結ぶことができずに、
ふんぞり返って思うがままに一方的に指示を出してきた、というこ
とが多いのではないかと思っています。

　もちろん、そうではない医師がいることも事実です。しかし、私
も医局時代にお山の大将的な影響を受けたことは否めません。つま
り医局で、チームでの仕事経験が浅かったり、仕事経験はあったと
してもうまく機能しなかった場合は特に、医師はお山の大将との考

えが根付いてしまうのです。

　しかし、開業した今、そうしたトップが一方的に押し付けるマネジメントでは成果が出ないと思っています。なぜならば、そういった上からのマネジメントは、部下の一人ひとりの主体性を奪ってワンマンプレイをしているだけだからであり、逆にチームの成員、各個人が主体的に行動すれば、1＋1が3にも4にもなることを確信しているからです。

　だからこそ、チームによる目標達成はおもしろいと言えます。そこにマネジメントの妙味があり、レバレッジを活かすことによってチームとしての医療は活性化するのです。受付、診察室、会計、待合室──全てが有機的に、お互いを補完するように機能することで、顧客である患者さんの満足度は向上すると言えるのです。

　逆に、診察室が孤立している、受付が会計のことはわからないといった状態では、患者さんは不安になるし、満足度が得られません。診察室の中の状態を受付スタッフが理解していれば、患者さんに対して適切でスムーズな応対ができます。

　チーム医療は共育、つまりお互いが学び合いながら高めていく、成長していく過程が重要であり、逆に、チーム医療から期待できる効果の一つが共育です。

 ## 何を目的にチームは集まるのか

　クリニックを運営する上において、まず人を採用することが必要となります。その時に、何を目的として人を採用するのでしょうか。自分のクリニックのアピールの仕方はいろいろあります。福利厚生制度が充実しているとか、完全週休2日制であるとか、残業は一切ありませんとか──そういったことも、もちろん大切だと思います。しかし、私は、その仕事はどういう仕事で、そこで働くこ

とでどういったことが叶えられ、その仕事を通してどう人の役に立てるか、といった充実感を味わえることをアピールしていきたいです。そして、私は、そういう人たちと一緒に仕事をしていきたいです。

　目的があくまでお金というチームメンバーでは、私の考えるビジョンやミッションは達成できませんし、組織発展のためには、何のためにチームは集まるのかということをリーダーである院長が、常にスタッフに伝えていく必要があります。

　その最初の一歩がスタッフの採用なのですから、採用募集媒体、例えば新聞広告でも、どういった人材が欲しいのかとをしっかりアピールする必要があります。よくチラシで見かけますが、勤務時間、給与、それ以外の福利厚生だけを載せているようでは、その仕事の中身もわかりませんし、応募について判断する基準が、給与＝お金でしかなくなってしまいます。そのようなことを避ける上でも、**目的意識をはっきりさせてチームメンバーを募集し採用することが重要であると言えます。**

　そして、実際の仕事のなかでスタッフ自身が充実感を得るには、募集した側の目的からはずれるような行為・行動は慎むよう指導しなければなりません。山の頂上が見えていれば、リーダーがたとえ不在であっても、チームはその山の頂上に向かうことが可能になります。

　採用に関してもそうですが、リーダーは、常々そういうことを意識すべきであると考えています。

どのような人物を採用するか

　どのような人物をスタッフとして採用するかが組織運営の肝であるということは、今になっては当然のことと理解していますが、7

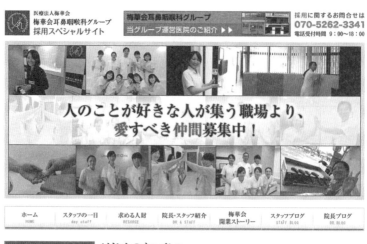

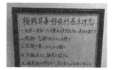

年前の開業当時には、そういったことは全く念頭にありませんでした。とにかく、当時、スタッフにはただスキルを求めていたように思います。就職希望者の履歴書を見ても、過去のクリニックへの勤務歴とか、看護師さんであれば点滴や採血に関する経験値を重要視して採用してきました。その結果どういうことが起こったかというと、勤務するスタッフ自身が、なぜ就職先としてこのクリニックを選んだかについてわかっていないので、退職してしまうケースが見受けられるようになったのです。

　私のクリニックよりも高い給与を出しているクリニックはいくらでもあります。有給休暇なども含めて、もっと福利厚生が充実しているクリニックもあります。給与や福利厚生、そういったものを全て勘案したうえで、どうしても私のクリニックで働きたいという想

いをもつ人材を採用してこそ、継続して勤務してもらえるようになるのです。その人個人が求めるものが、勤め先のクリニックの求めるものと合致するのであれば、採用後は全く異なった結果が得られるようになると考えられます。

　一言で言うと医療の提供に対する理念の共有ということになりますが、私たちクリニックが、今、求めている使命に深く共感してくれるスタッフを採用していくことが、組織がより強化される要因になると考えて間違いありません。採用方針を変更してきたことで少しずつクリニックの文化・風土も変化してきました。誰か1人がネガティブな言動ばかりを言っていると、それは腐ったリンゴのように感染していって、その組織や文化・風土にはネガティブな雰囲気が蔓延することにも繋がりかねません。何度も言うとおり、クリニックとしてどういった想いの人材が欲しいのかをより明確にすることで採用活動が活性化され、クリニック全体も成長できると考えています。

　スタッフを採用するに当たっては、「なぜ採用するのか」「どういう人材が欲しいのか」というところから考えていく必要があるのです。クリニック業界はまず人と接する仕事ですから、当然、人と接するのが好きな人、あるいはいつも笑顔を絶やさず人を和ませられる人がよいでしょう。

　一方、極端に言えば、履歴書を見ただけで「この人はうちのクリニックには合わない」とか「本人が当院を希望していたとしても、もっと他にいい職場があるのではないのか」と思うことは多々あります。『ビジョナリー・カンパニー』の著者、ジム・コリンズは、「誰をその目的地のバスに乗せるのかということが非常に重要だ」と言っています。しっかりとしたマッチングが必要であり、雇用者・被雇用者、双方にとって Win-Win になれるような、そういう採用を目指すことが必要なのです。

　そのためには、まず、こちら側として求める人材に対する情報を就職希望者に提供しなければなりません。梅華会では、就職希望者にはホームページ上の採用専門サイトに必ず目を通すようお願いしています。一般の求人媒体で募集をかけたとしても、必ず最後にこの採用サイトを見て応募してくださいというような文言を入れておけば、応募者は見てくれるはずです。ホームページにある採用専門サイトには、梅華会の求める人材はどのようなものかを本当に細かく書いています。まずは、梅華会ではどういう人材を求めているか、そして、具体的な業務内容、他にも、誰に対しても優しく接しられるか、素直に人の意見を聞くことができるか、あるいは絶え間ない成長する向上心を持っているか……などなど、梅華会で求めている人物像についても詳細に掲載しています。どれも当たり前だと思われる内容ですが、その当たり前のことを徹底的にできる人材は、本当に限られていると感じています。

　また、募集する職種によって求める内容が異なりますので、採用専門サイトでは求める職種に応じてその内容も変えて記載しています。具体的には、医師の採用、看護師の採用、医療スタッフの採用、経営企画の採用、そしてポップデザイナーの採用――と、5つの部門に分けています。

　新卒の採用に関しては、一般企業の就職情報サイト、マイナビにリンクを貼って、そちらからエントリーしてもらうようになっています。当クリニックの想いを深く伝えることによって、エントリーの数は年々増え、2015年度は約800人の新卒の皆さんからエントリーをもらうことができました。入職したスタッフに話を聞くと、当クリニックの採用専門サイトは非常に参考になったと言ってくれます。その中には、院長やスタッフの紹介があったり、スタッフの毎日をつづるブログ、院長ブログともリンクしています。現場で働いている私たちがどのようなことを思って日々仕事をしているのか

もわかるようになっているのです。「スタッフの1日」というコンテンツでは、朝出勤してからの業務、そして昼休み、午後の業務といった1日の仕事の流れがわかるようになっています。そして、私たちの普段行っている業務などをありのままに伝え、示すことによって、その考えに同調した就職希望者と面接します。

　つまり、まず採用専門サイトであらかじめある程度当クリニックとマッチすると思われる人材に絞り、次のステップの面接や筆記試験に向かうという体系を採っています。

　医療というものは非常に社会性の高い仕事です。これからどんな環境になっても医療は必要不可欠ですし、景気・不景気の波にも比較的影響を受けず、安定しています。どんな過疎の地域でも医療という仕事はあるのです。そういったことも踏まえてか、近年、医療事務の資格を取りたいと思う女性の方が多いとも聞きます。裏を返せば、社会に貢献したいという人材が集まりやすい職場だと考えられますので、医療が魅力あふれる業界だということをアピールできるような情報を応募者に提供できれば、それに共感する人材も現れてきます。

　また、特に新卒採用を通して既存スタッフの成長が加速するように感じています。新卒を採用すると、避けて通れないのが「教育」です。自分にとっては当たり前にできていることができないスタッフに対して、どのような言い方で伝えていくのか、どのように仕組み化して教えていくのか、そういったことを、逆に既存スタッフが問われることになるので、既存スタッフにとっても考える必要が出てきます。エドガーデールの『学習の法則』にも人に教えることが一番の学びだとあるように、教えて80パーセント理解できるのです。教えるという行動の結果、私たちが得られるベネフィットは決して少なくないのです。

　現在、新卒を採用して5年目になりますが、新卒採用のノウハ

ウを身につけてきたことはもちろんのこと、採用活動をしてきたスタッフがまさに白のキャンパスのごとく私たち法人の方針をしっかりと理解し、そして実行するようになりました。したがって、そのスタッフには、梅華会の各クリニックにおいて現場を任せることができるようになったと同時に、任せた私は、また新たな仕事に挑戦できるという正の循環が得られています。

　新卒で採用されたスタッフは教育に時間がかかり、すぐに現場で即戦力として働いてくれるわけではありません。しかし、クリニック自体が成長して規模が大きくなれば、教育に割ける時間も増してきますし、分院が増えれば増えるほどより効率よく運営することができます。ひいては、一連の採用活動にもとても素晴らしい環境が構築できてくると感じています。そればかりではありません。梅華会は、毎年およそ４、５名を採用しているのですが、同期の仲間、あるいは先輩・後輩と共有する時間、大切な人と共有する時間も人を成長させる大きなきっかけになっているのです。

JCOPY 498-04836

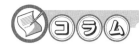

新卒採用

　開業して丸2年がたった時に、スタッフは新卒を採用するという大きな決断をしました。それまでに採用したスタッフは皆パートであり、主に子育てが一段落された世代の方々でした。当然、仕事のやり方はすでに覚えていて、人との接し方や社会人としての考え方も身につけているので即戦力になり得る人材でした。しかし、私のドクター仲間たちから新卒採用の意義を伺っているうちに、新卒採用に踏み切ることにしました。

　最近上場したリクルートの『人材活用術』の中に、「1に新卒採用、2に人事異動、3に研修教育」という言葉があります。スタッフを活性化させるためには新卒採用が一番重要ですよ、というリクルートのメッセージは私にとって衝撃でした。大学を出て間もないスタッフを本当に1人前に育てることができるのか、そして、そのような重責を私が担えるのか思案しました。新卒者にとっての就職というのは、結婚に例えられるくらい本人にとって非常に重要なイベントです。最初に就職した職場での経験が、その後の人生にすごく影響を及ぼすことを私自身も身に染みて知っています。そのような重大な役割を自分が担えるのか、それは自分にとって大きな責任であると同時に大きなチャレンジであると考えました。

　その当時のパートスタッフは、本当は教える手間が増えると考えていたかもしれません。しかし、新人教育を快く引き受けてくれました。先輩の行動を見た後輩がどんどん成長していく様を見て、新卒採用に踏み切って本当によかったと思っています。

　逆に、新卒から私たちスタッフが学ぶこともたくさんありました。「教える機会があるということは、一番自分自身が教わることである」という格言を聞いたことがありますが、本当にその通りだと思います。自らが人に教えることで、自分の頭の中が整理され、より一層その行為に磨きがかかりま

す。

　新卒というのは真っ白なキャンパスで、そこに自由に絵の具が塗られてい
く、教育はそういった過程です。素直な新卒を見るにおよび、本当に大事な
ことを教えるべきであると思うとともにトップとして襟を正すべきだと思う
し、スタッフに対しても新卒に対して真摯に対応するよう切に望む次第で
す。

JCOPY 498-04836

理念教育

　私は新しく入ってきたスタッフにおおよそ丸1日をかけて**理念教育という名のベクトル合わせ**をしています。ベクトルとは、どういった価値観を大切にしてこの仕事に対してともに向かっていくかであり、その方向を合わせる目的で理念教育を行っているのです。

　入職してきたスタッフは、採用試験を通してある程度の適正はクリアした人材ですが、例え試験の点数がよくても、適性試験の結果がよくても、面接の時の質疑応答がよくても、そもそも根本となるクリニックの理念が理解されていないと、本人と梅華会全員の間でのすれ違いが起きる可能性が高いと思っています。

　梅華会には、梅華通信という梅華会の価値観を大切にするための50の指示があります。その中には例えば、両親を大切にしよう、チームメンバーと仲良く行動しよう、感謝する気持ちを忘れず大切にしよう——とか、本当に当たり前のことだけれど、事前にしっかりと確認しておきたい項目が並べられています。

　「梵字徹底＝その道を極めていこうと思えば梵字を徹底すること」というマスタリーの言葉があります。平たく言えば、基礎を飽きずに行うこと、とにかく続けていくことという意味です。マスタリーとはその道を極めた人のことですが、基本中の基本を飽きずに懲りずに徹底的に行い続ける、繰り返し反復する人たちを指すのだと思います。

　私たち梅華会にとっても、理念教育というのは繰り返し何度でも何度でも伝え続けていきたいと思いますし、特に入職間もないスタッフには繰り返し伝え続ける必要があります。社会に出たばかりで真っ新なキャンバスのような状態のスタッフの頭の中はまだ固定観念などもありませんので、その真っ新なキャンバスに私たちの想いをぶつけることを大切にしています。

　また、理念教育は、教える・育てるということもありますが、私としてはともに育つ教育をしたいと思っています。かの有名な松下村塾の吉田松陰先生も説いていた「共に育つ」、お互い考えながら、お互い刺激し合いながら、共に育っていくという環境を大切にしたいのです。

　実際、私にとっても20歳近く下のスタッフから学び取ることもたくさんありますし、その行動に対して人間として感じることもあります。お互いが常々学び合う教育を通して、本当にスタッフ一人ひとりが自分で考えて、自分で行動を起こす、そういう主体性のある人間に育っていってほしいのです。

哲学の浸透　梅華通信

　梅華会は2008年に開業し、最初は全スタッフがパートのみの7名体制からスタートしました。時間帯によっては、医師が1人に受付が1人、看護師が1人、検査スタッフが1人の4人でシフトを回しているときもありました。有り難いことに、スタッフが増えるにつれ患者さんから多くの評価をいただいていることに感謝している毎日です。

　その一方、トップとしての運営方針を隅々まで行きわたらせるにあたり、普段なかなか接することが少ないスタッフが増えてきたことも事実です。あるいはスタッフの入退職に伴い、伝えてきた風土が途中で途絶えてしまう懸念も憂慮されるに至りました。

　そのような状況の中、私の尊敬する「ヨリタ歯科クリニック」の寄田幸司先生のスタッフミーティングに居合わせる機会を得ることができました。先生が1回当たり50部作成したクリニックの通信誌に記載された「ヨリタリズム」というフィロソフィー哲学を、週1回のミーティング毎にスタッフに代読してもらい、それについて

スタッフが自分の意見を発表し合っていたのです。その場に居合わせた私は、雷に打たれたような気分で、即座に自分の哲学を紙にまとめようと思いました。

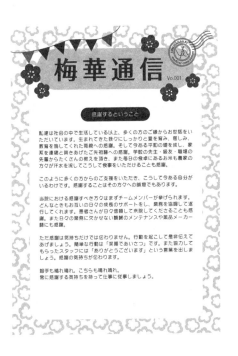

まず、梅華会としても50の哲学をスタッフ皆で共有し、それを共通言語として話し合っていきたいと思ったので、まず50のテーマを考えました。そして、その50のテーマは、クリニックの状況と紐づけて、なぜそのような哲学が必要なのか、なぜそのような考え方が大事なのか——と考えることで梅華会のミッション・ビジョンにより早く到達できるような内容にしたいと思いました。

50のテーマは、2013年の1月1日から週に1回の梅華通信に、私自身が文章にしたためていきました。自分が大事と思われるテーマに沿って書き続けたことで、現在では梅華会の文化・風土となった考え方の基礎となったようにも感じています。そういった価値観を大切にすることが、企業の根幹、根っこの部分になるのです。

なお、梅華通信に記載された50のテーマは院長のブログでも定期的にアップしていますので、ご興味のある方はご覧ください。

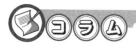

誕生日の花束

　人には皆それぞれに誕生日がありますが、誕生日に対する想いは人それぞれのようで、私は誕生日には特別な想い入れがありませんでした。札幌時代に勤務していた麻生病院では誕生日にはとっても素敵な花束をいただくのが常でした。しかしながら当時独身の私には花束を貰ったところで保管場所に困ってしまい、また花を愛でる気持ちに欠け、自然と触れ合う気持ちや美意識というのも薄かったので、さほど嬉しいと感じてはいませんでした。

　しかし今、こうして経営する立場になって、小さなことでもお祝いすることの大切さを感じています。人は皆サプライズやお祝いを頂くことが嬉しいものです。事柄の大小に関わらず、おめでとうという気持ちで心から拍手を送り、お祝いをして、人の幸せな気持ちに貢献することができれば、自分自身も嬉しい気持ちになります。そこで、梅華会でもスタッフの誕生日に花束を送ることが決まりました。

　ただし、実際に行動に移すまでには時間がかかりました。花束を渡すことはよいことだろうなぁと想いながらも、どうしても自分の思考の制限から、

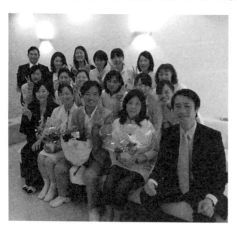

私はその行動に対して大きな価値を見い出せていませんでした。こんなことを考えるとは、何とさもしい、効率主義的な男に思われるかもしれませんが、実際の行動に移すきっかけとなったのは、アチーブメントという会社の青木仁志社長のセミナーです。

そのセミナーの中で、青木社長はその日が誕生日の受講生に花束を贈ったのです。その時の受講生皆の拍手やお祝いを目の前で見たことで、自分もそのことに取り組んでみたいと心の底から思うようになりました。

当初、誕生日の花束を企画したときは、スタッフには内緒で突然渡したので、最初に花束をもらったスタッフはとっても喜んで、涙まで流してくれました。

そうした光景を想い出すと私も本当にやってよかったと感じています。今ではその行動が恒例になり、毎年、毎月、誕生日のスタッフにメッセージカードと花束を渡しています。そして、このように人を祝うという行為そのものが、梅華会の文化・風土を形成することになりました。

例えば、あるスタッフが退職する時には、皆が自発的に心のこもった色紙を書き写真を添付してその人にお送りします。色紙を送られたスタッフも感謝で喜び、そして「ああ、ここで働いて良かったなあ」と思ってくれていると思います。梅華会の考えの究極は、スタッフの退職時にここで働いてよかったなと思ってもらえることだと考えています。

今は辛くても、梅華会での学びが、これからの人生に活かせれば、私としてもこれほどの喜びはありません。誕生日に花束を送る文化や風土は、他の行為へと波及しますが、あくまでも一貫して梅華会は人を大切にする文化・風土を持つ組織としてスタッフに浸透していっているのを日々感じています。

また、アチーブメント社の青木社長は、スタッフの家族の誕生日にもお祝いをしています。青木社長は、そのスタッフがその職場で仕事をしているのは家族のサポートがあってこそだと言います。家族のサポートがあってその社員がその組織で働けているということは、その家族皆にも感謝するべきではないのだろうかと。このことに非常に感銘を受けた私は、スタッフのご両親には花束を、お子さんには図書カードを配布することにしました。

　これらの取り組みは梅華会の経営理念に則した行動であり、大切な福利厚生の一つであると考えています。なぜなら、梅華会は家族主義であり、梅華会のスタッフの家族もまた大事にすべき存在であるからです。

JCOPY 498-04836

4

戦略・戦術 編

戦略と戦術

　言うまでもなく、企業は何らかのミッションの元に存在しており、ミッションは変更することなく常に目指していくべきものです。組織の経営のことを念頭において活動するためには、もちろん経営マインドを持つ必要があるのですが、そのマインドをできるだけスタッフ皆にいきわたらせるように伝えることも重要です。企業の経営はよく戦争に例えられ、経営にも戦略・戦術という言葉が用いられます。ただし、戦略と戦術がごちゃまぜになっていたり、戦略を考えずに戦術ばかりを一生懸命に考えたりする光景もよく見られます。戦略も戦術も大した差はないとお考えかもしれませんが、私は、言葉の定義というのは大変重要であり、そこを大切にすることでスタッフ間のコミュニケーションロスを減らすことができると考えています。

　では、戦略と戦術の違いとは何でしょう？　私は、**戦略とはミッションを達成するためのシナリオ**と考えます。ミッションは一つの理念のもとに存在し、その組織の存在意義とも言えます。そのミッションを達成するためには、まず大きな視点で戦略を構築する必要があります。そして、**その戦略を基に細かな戦術を組み立てる**わけです。

　例えば、梅華会はミッションとして「医療を通して日本の未来を明るくすること」を掲げ、それを基にするビジョンとして「スタッフが生き生きと輝いて働く日本一のモデルクリニックを目指す」を掲げています。そして、そのミッションに基づいて構築された戦略により、採用活動においては梅華会のビジョンに共感したスタッフを採用しています。

　実際には、現場でいきいきと働いているスタッフが存在することを示すことで、さらに次の採用に繋がるのですが、ビジョンに共感

JCOPY 498-04836

したスタッフを採用するという戦略をもつのであれば、次に具体的にどのような戦術をとるかを考えることになります。戦略と戦術の違いをご理解いただけたでしょうか？

　梅華会ではスタッフブログを採用活動の戦術の一環としていますが、梅華会に入職を考えている人がスタッフブログを見て、「ここで働いてみたいなあ」「このスタッフたちと一緒に目標を達成したい」「こんなに楽しいチームがあるんだったらそこで一緒に働きたい」と思ってくれれば、それは戦術として成功だと言えます。つまり、まず戦略ありきで、そのあとに戦術を考えるべきだということです。

　また、いきいきと働くスタッフがどういった環境で達成されているかというと、例えば福利厚生の一つである有給をしっかりと支給することでワークライフバランスを保つといった戦術もありますし、クリニックでイベントを開催し、それを通してチームビルディングを図り、人と人との輪を大切にするといった戦術もあります。

　いずれにしても、まずミッション・ビジョンといった理念ありきで、そのために戦略があり、そして戦術があるということになります。私は過去に苦い体験をたくさんしました。ついつい小手先だけの戦術を行ってきたこともたくさんあります。しかし、本来戦術は、本当に将来のミッション・ビジョンに結びつくのかどうかという大局にたって改めて考える必要があるのです。

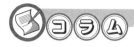

予約システムの導入

　患者さんが増えてくると、どうしても患者さんの待ち時間が増えてしまいます。また、どの診療科でも繁忙期と閑散期があります。耳鼻咽喉科でいうと、花粉症やインフルエンザが流行る冬から春にかけては繁忙期になりますが、夏は風邪の患者さんや中耳炎の患者さんも少ないため閑散期となります。逆に、皮膚科は冬よりも夏の方が汗をかき、皮膚のトラブルを起こしやすいので夏の方が繁忙期となります。

　そういった季節による患者さん数の変動からも、そしてハード面からも待合室のキャパシティにはどうしても限りがあります。その限られた中で、より快適に待ち時間を過ごしていただくための方法の一つに、順番を予約するシステムの導入があります。

　予約は、もちろん電話で対応することもできますが、1日50人を超える患者さんの予約を電話で応対していると、どうしてもそのことにスタッフの手が取られてしまうので、梅華会ではネットで予約できるシステムを採り入れています。なお、電話による音声認識で予約できるシステムも出ています。このような予約システムの利点は、患者さんがご自宅で予約して診察時

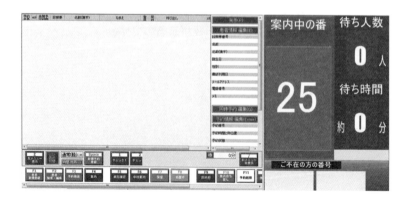

間直前に来院されることで、円滑に診察できるとともに、待合室を常に混雑しない状態にできます。

　ただしこのシステムでは、患者さんが確実にそのシステムを理解し、自分の順番が来る前に必ず来院してくださることが前提となります。そこで、このシステムの意図と目的をしっかり患者さんに説明して、しっかり理解していただくことが一番重要なポイントです。と同時に、ネットが使えないご年配の方にも配慮し、カラ番号を取っておいたり、あるいは例外的に電話でも予約を受け付けるといった個別の配慮も必要でしょう。

　予約するということは、患者さんは事前にこの日に行こうということを決意して来てくださるわけですから、そのような患者さんに対して、適切な治療を提供するとともに、しっかりとしたサポートをすることで、患者さんの満足度も、より向上できます。

　診療というサービスの提供に主眼を置いても、診察する前の段階のご自宅から待合室までの行動を含めて、患者さんによりスムーズに診察室に入っていただけることが、そのクリニックの評価を上げることに繋がりますし、診療の効率化も図れます。

　予約システムのメーカーは数社あり、自分のクリニックに合った予約システムを採り入れることが重要ですので、1 社 1 社しっかり吟味して各診療科のニーズに合ったものを選択することをお勧めします。

症状別リーフレット配付の意図

　梅華会では約 40 種類の症状別リーフレットを用意し、患者さん一人ひとりに該当する病状について詳細に解説したリーフレットをお渡しするようにしています。本当はドクターが、病気に関する知識や治療についてしっかりと患者さんに説明し、患者さんもその説明に納得したうえで治療を進めることが 1 日も早く健康に戻る方法と考えていますが、統計的にも患者さんは

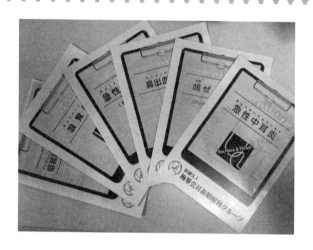

ドクターから説明を受けた内容の約 3 割しか覚えていないという結果が出
ています。

　どのようなシチュエーションでも同じですが、人から聞いた内容は時間が
経つにつれ急速に忘れていきます。「エビングハウスの忘却曲線」という記
憶と忘却時間に関する有名な実験結果があるように、それが人の常であり、
人は忘れやすい習性であるということです。そこで、それを補完するために
リーフレットが存在しています。前述の iPad に関しても同じことが言えま
すが、同じことを何回も繰り返し説明することによって患者さんの記憶にね
ばりが出て、記憶に残りやすくなります。つまり、リーフレットには、患者
さんが自分の病気をしっかりと理解していくことに繋げようとする意図があ
ります。

　最初から全てのリーフレットを作成したわけではありません。自分の専門
分野である疾患から一つずつコツコツと作成してきた結果が、約 40 種類の
リーフレットとなったわけです。例えば、耳鼻咽喉科領域なら、まずは急性
中耳炎と急性副鼻腔炎だけ作ってみようということでもよいかと思います。

皆さんはイタリアの経済学者・ヴィルフレドパレードの「80対20の法則」をご存知でしょうか？　全体の数値の大部分（＝80）は、全体を構成するうちの一部の要素（＝20）が生み出しているという不均衡理論の一つですが、20の少ない行動で効率的に80の結果を得るためにはどうすればいいのかを考えていくことが大切なのです。

　その20が、耳鼻咽喉科でいうと急性中耳炎と急性副鼻腔炎の詳細な解説であるわけです。例えば、前庭神経炎によるめまいなどのようなニッチなものに関しては、もちろん必要な情報ではありますが、後回しでもよいというわけです。

　リーフレットの作成にかぎらず、要は多くの患者さんにとってプラスになる満足度の高い医療を行っていくためにはどのようにしたらいいか、ということを常々考えていくことが大切なのです。

マーケティングの方法

　マーケティングがうまくいかないことによって、おおよそ9割のビジネスが頓挫するとも言われています。したがって、クリニックを開設するからにはマーケティングが必須となるわけですが、そのためにはまず、私たちの顧客、患者さんにクリニックの存在を知ってもらうことが大事です。一昔前には、開業して看板を出せば患者さんがたくさん来るという時代があったと思います。しかし、駅の近辺には既に多くのクリニックが存在するといった状況の現在、まず存在を知ってもらう必要があり、そのためには、何を強みにして何を得意にして、どういった患者さんをターゲットにしているかをしっかりと顧客に伝えなくてはなりません。

　そして、患者さんにとって何を価値あるものとして提供しているかをお伝えするためのツールとして挙げることができるのは、今の時代では何といってもホームページでしょう。梅華会では、ホームページ上にたくさんのコンテンツを用意し、その中から患者さんのニーズに合ったものを探してもらうような形をとっています。耳鼻咽喉科疾患は、内科や外科と比べるとニッチな分野であると認識していますが、その中でもさらにニッチな外耳炎やめまいなどについてより詳しく専門的に解説し、私たちはその病気に対して真摯に取り組んでいるのだということをアピールしています。

　次に、よく目にする駅看板ですが、開業して間もない時期には効果的であると言えます。乗降客数が多い駅を選んで設置したり、同じ駅でも北口や南口がある場合には人の流れを掴んで設置場所を選ぶことも非常に大事です。

　また、電話帳ですが、固定電話だけという患者さんは昔とくらべて減りました。年配の方にとってはまだまだ電話帳は有効に機能しているとは思いますが、5年、10年続けていくべきかどうかは費

用対効果をしっかり図ったうえで判断する必要があると思います。

　その他、最近では SNS、ブログ、フェイスブックといった媒体を、特に若い方向けに活用する方法もあるでしょう。私も開業当初からブログを活用しています。ブログのメリットの一つは、アウトプットができることです。日々、情報をインプットするのみならず、アウトプットすることによってより情報頭脳が循環して、さらにインプットができるようになります。アウトプットすることは頭の中を整理することに繋がりますし、自分の 1 日の、1 カ月の、半年の棚卸にも繋がります。自分が今、どういう方向に向かって、今自分のしたいこと、自分の目的といったものと合致する日々を送れているかということを顧みるうえでも、ブログを有効に活用していただきたいと思います。

　いくつかの代表的なツールを紹介しましたが、実は**一番マーケティングに有効なものは口コミ**だと思います。梅華会においても、大変有り難いことに多くの患者さんから口コミをいただいていま

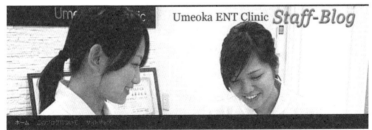

梅岡耳鼻咽喉科クリニックBlog

梅岡耳鼻咽喉科クリニックのスタッフブログ

Umeoka ENT Clinic Staff-Blog

ホーム　このブログについて　サイトマップ

リーダー女子会
投稿日 2016年1月19日 作成者 umeoka

苦楽園・阪神西宮・武庫之荘3院を展開する

梅華会耳鼻咽喉科グループのスタッフブログです。

日常のあれこれをつづっています。

検索

最近の投稿
- リーダー女子会
- 2016年目標☆
- あけましておめでとうございます☆
- 目標設定発表会
- 2015年 忘年会

最近のコメント

アーカイブ
- 2016年1月

す。ご家族・友人知人・学校の先生からのご紹介でいらした患者さんにしっかりと私たちクリニックの技術や価値を提供し、それに対して患者さんがご満足・ご納得していただいた結果、口コミに繋がることが少なくありません。そして、その口コミを見た新規の患者さんが来院されることも多々あります。

　ただし、口コミに対しては積極的な患者さんとそうでない患者さんがいらっしゃいますので、おのずと接し方を考える必要があります。口コミに積極的な患者さんに対しては、真摯にお礼を述べた上で、さらによりよいクリニックをつくっていくためにどのようにしていけばよいかのお知恵を拝借すべく定期的にアンケートをお願いしたり、患者さんに対してグループでヒアリングを行ったり、より積極的に働きかけていくことでマーケティングを少しずつ構築できると手ごたえを感じています。

中長期事業計画

　私は、中小企業同友会という経営者の学びの会に入会しているのですが、その会が使命としていることは経営指針表をつくる、いわば中長期事業計画を策定することです。開業して2年、3年と順調に患者さんも増え、売り上げも伸び、医療機器の減価償却も終え、次に新たな布石を打とう考えていた矢先、私は大きなミッションやビジョンはあったものの、実際の現場レベルでの数値の落とし込みがないことに気が付きました。そして、中小企業同友会に参加した私は、計画を実行するには目標から逆算するための数値レベルの落とし込みが必要であるということを学び、実際に実行に移しました。

　開業して、事業としてこれからどのような形にクリニックをつくりあげたいのかが「ミッション・ビジョン・バリュー」として落と

JCOPY 498-04836

し込まれると、自ずからそこに向かっていくべき道を探し求める必要があります。ビジョンの達成をどのように果たすのかと考えると逆算思考が必要となります。つまり、将来的にビジョンを達成するためには、このクリニックが 1 年後どのような課題を達成すべきなのか、3 年後にはどのようにしていくべきなのか、はたまた 5 年後にはどのような仕組みや制度を構築してく必要があるのか——と短期・中期の目標を設定する必要が出てくるわけです。

　問題や課題は日々無限にやってきます。その数ある課題の中から、80 対 20 の法則で、20 の行動で 80 の成果が出るような梃の部分を解明し、そこに焦点を当ててしっかりと取り組んでいく必要があるのです。

　人も物も金も有限なのですから、それらに適切なアセットアロケーション、つまり資産配分をしていく必要があります。それには、中長期事業計画の策定が必要で、これこそが院長の仕事と言えるのです。簡単な課題や簡単な取り組みから行っていたのでは、自ら目指す目標に近づく上で効果的とは言えません。緊急度は高くなくても重要度が高いものにこそ価値があり、そこにしっかりと光を当てて、スタッフ皆に明示していく必要があると考えています。

　梅華会では、年末の忘年会や普段の飲み会の席で、中長期事業がどの方向に向かっているのか、そして私たちがどの位置にいるのかをお話しして、経営指針の周知徹底に努めています。当たり前のことですが、目的地に行くためには現在地を知る必要があります。現在地をしっかりと掴み、目標との「差」を理解したうえで行動に移してくことが肝要であると考えています。

仕事のスピード・実行力

三木谷社長率いる楽天の「企業理念」の中に成功のコンセプトと

いうものがあります。その中に「スピード・スピード・スピード」というメッセージがあるのですが、梅華会を経営していくうえで、私にもこの仕事のスピード・実行力があったから今の状況を築くことができたと信じています。

　私たちは日々たくさんの情報を受け取っています。本来、それらの情報は行動の糧とすべきですが、残念ながらクリニック運営に限らず実際に行動に移すケースは意外に少なく、現実は何もせずに終わっているのが大半です。

　しかし、成功する人は全員例外なく驚くほど速く行動に移しています。一方、失敗している人は例外なく行動していません。数多く行動すれば数多く失敗するでしょう。速く行動すれば失敗することも多いでしょう。しかし、完成度100％の機会を待っていたのでは、そこから生まれる機会ロス・機会損失は非常に多いと言えます。計画のおおかた80％が完成すれば実行に移し、残りの20％は走りながら完成目標に近づけていく……、そのぐらいの考え方がよいのです。

　私が分院を設立した時も、本院の借金を完済していたわけではなく、経営が軌道に乗った時期でもありませんでしたひたすらスピードを重視し、立地選定から採用・マーケティングに至るまで完成度を無視してでもスピードを重視したのです。そしてその過程の中で、完成度をより高いものに近づけていくという姿勢を大切にしてきました。その結果、分院の開設は今日の成功、将来のミッションの達成に繋がる有効な戦略だったと確信しています。

当事者意識を持ってもらうために
・・・

　クリニックの日々の診療や行動に関して、常にスタッフ全員に当事者意識を持ってもらうことが必要です。例えば、電気代一つ

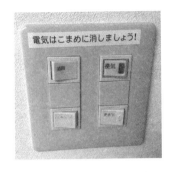

をとってみても、必要のない電気は消灯したり、冷暖房の温度設定をこまめに調整したり、あるいは院内の印刷物の紙やインク代の節約を心がけるなど、クリニック内で発生する様々な経費の節約に関して、スタッフ一人ひとりが当事者意識を持つことが大切で、その積み重ねが大きな差を生み出します。しかしある時、経営者としては当たり前のことをスタッフにうまく伝えることがとても難しいということに気づきました。考えてみれば、私が勤務医だったときにどれだけ電気代のことを考えたでしょうか？　インク代のことを考えたでしょうか？　当然、考えたことは一切ありませんでした。自らの立場が変わって過去の立場での考え方が見えなくなるということはよくあることです。

経費節減のような細かい事柄に関しては、経営者の考え方を何度も何度も伝えることが必要で、繰り返し伝えることによって経営者の考えは少しずつスタッフに浸透していくものです。しかし、ただ節約しろと言うだけではなく、しっかり分析して数値化したデータを提示することでスタッフに十分納得してもらうべきだと考えています。

これは最近よく提唱されている全員参加型経営の戦術の一つでもありますが、スタッフにデータとして提示する内容は経費だけに限りません。日々の患者さんの来院数、レセプト枚数、昨年と比較した患者さんの変遷などの数値もスタッフには伝えるようにしています。スタッフ一人ひとりに、皆の給与は患者さんに来院していただいているからもらえるという当たり前の事実を認識してほしいのです。その当たり前の事実をスタッフに日々伝え続けることによって、目の前にいらっしゃる患者さんにどのように接したらよいの

か、どのような考えで対応することが必要なのかをスタッフ一人ひとりがしっかりと見つめなおす機会としてほしいのです。

　また、経営をコントロールするうえで必要とする数値はほかにもたくさんあります。しかし、いきなり全ての数値をスタッフに見せても混乱してしまうだけでしょう。そこで、梅華会としては、巷でよくいう「KPI（Key Performance Indicators）」、クリニックの経営上鍵となる数値を最低限共有しています。これはクリニックがどのように動き、どのような運営がなされているのかをスタッフに知らせることによって、一人ひとりが当事者意識を持って主体的に行動できるよう考えてもらう戦術の一つです。

　光熱費や消耗品費を伝えることも、それによって経費が節減できればクリニックの営業収益が上がることになり、結果としてスタッフへの福利厚生や給与への還元も可能になります。つまり、スタッフ一人ひとりが当時者意識を持つことでクリニック全体の環境向上に繋がるのです。

 ## クレドカードとクレド手帳

　クレドとは、ラテン語で「信念」「信条」といったものを表します。当法人においても基本的な価値観である信念・信条がクリニックにおける共通言語として必要であると感じ、スタッフ全員が形として持参できるツールがないかと考えた結果、「クレド手帳」という形で皆に手渡し、定期的に見返すような仕組みを構築することにしました。

　忘年会を通してリッツカールトンホテルでクレドカードを学んだことは前述のとおりですが、リッツカールトンホテルでは、クレドが働いているスタッフに浸みわたり、スタッフ各々がそのクレドに沿って自分自身で考えて顧客に接し、仕事を完結していました。ク

レドがあることはすなわち、常に上司の顔色を窺って判断を求めて行動するのではなく、クレドを拠り所にして各人がその裁量内で行動を起こすことが可能になります。つまり、顧客に対して、より人間性にあふれた対応ができるのではないでしょうか。

　どれだけ精密なマニュアルを作っても、そのマニュアルから逸脱した情報や逸脱した行為を目の当たりにしたスタッフが動けないようでは、真の強いチームとは言えません。**本当に強いチームになるには、スタッフ一人ひとりが主体性を発揮して、組織内で貫徹した**

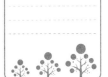

チーム
私たちは、最高の笑顔で夢に向かって、走り続けます。お互いの個性を尊重し、信頼関係の下、思いやりと厳しさを持って最高のチームを目指します。

やりがい
私たちは、熱意を持って院内の目標達成に取り組み成功させます。そこから、やりがいと自信を得て、更に可能性を広げていきます。

成　長
私たちは、長所を伸ばし足りない所を補い、できた喜びを成長と考えます。

改　善
私たちは、スタッフが発見した問題点や患者さんからのお声をすぐに共有します。そして、頂いたお言葉に感謝し、私たちの財産としてどのような事にも誠意を持って対応します。

地域から注目されるクリニック
私たちは、親しみやすく笑顔でいっぱいのクリニックを目指します。そして、地域から注目して頂けるように、新しいチャレンジと素早い改善に取り組みます。

信　頼
地域の方々にとって、なくてはならない医院を目指します。そのために、信頼されるような説明・行動を心がけます。

おもてなし・接遇
・自分の名前は世界一響きの良い言葉。患者さんのお名前を大切にします。

・患者さんの話をしっかりと聞き、目を見て1人1人にあった話し方で応対します。

・患者さんの気持ちを第一に読み取り、満足して頂けるように心がけます。

♪お大事に♪心を込めて患者さんが見えなくなるまでお見送りをします。

私の目標

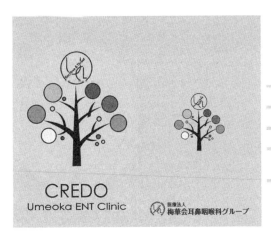

基本理念

社会へ貢献する名誉ある
役割を担い責任を果たす

感謝し感謝される心をもつ

笑顔で楽しみながら働く

礼儀正しく誠実に徹する

職員個々が夢を持ち
常に自己の改善に努める

医療法人
梅華会耳鼻咽喉科グループ

一貫性のある行動をとれるようなクレドが必要と考えます。

　梅華会では開業から数年後、当時のスタッフたちとおよそ１年がかりでクレドカードを書き上げました。このクレドは、毎日終礼で読み上げて、スタッフにクレドに関して思ったことやクレドに関して実践したことなどを、想い想いに語ってもらっています。そうすることにより、クレドが一人ひとりの心の奥底までストンと腑に落ちるのではないかと考えています。

　クレドそのものは短い文章ですが、まさに「てにをは」といった助詞レベルまで、一言一句考えてあみだされ、そして何よりも大切なことは、スタッフ一人ひとりがしっかり考えてコミットメントした内容であるということです。

　人は指示されて行動を起こすよりも、自分が自ら考えたことで行動を起こす方が成果が上がるのはいうまでもありません。今あるクレドも、皆が同意した内容に沿っているからこそ日々忠実に実行されているのです。

　毎年リッツカールトンホテルで梅華会の忘年会を行っているのですが、そこで一流のサービスに触れることで、さらにクレドへの理解が深まり、そしてクレドへの忠誠心が深まっています。梅華会でのクレドの浸透を感じるにあたり、組織にとっての哲学的な行動指針は非常に大切なものであることを実感しています。

　また梅華会では、クレドカードを発展させた「クレド手帳」をスタッフ全員が持っています。その手帳の中身には、「梅華通信」の内容や中長期事業計画が記載され、毎月の全体ミーティングの中で、クレド手帳を基にミッション・ビジョン・バリューについて考察する機会をつくって話し合うという簡単なワークを兼ね備えるような形で活用しています。

　起業、いわゆる開院してからつくづく思うことですが、人の考え

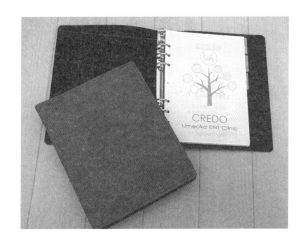

方は千差万別です。もちろん個性があるからこそ素晴らしいのですが、個々の考えの差は、放っておくとコミュニケーションの不足により何かしらお互いの感情に不利益を生じさせることにもなりかねません。

　そこで、トップとしての方針・考え方・これからの方向性などを新しく入職したスタッフが把握し、あるいはベテランスタッフであっても時々確認し直すためのよいきっかけになるツールがクレド手帳です。法人としての年間の目標やスケジュールをしっかりと落とし込み、その上でこのクリニックという大きな船は今現在どこにいて、どこに向かっていくのかを示す道しるべがクレド手帳なのです。

　今後は、福利厚生や就業規定の一部なども盛り込み、よりスタッフにとって親しみのある、そして広範囲に活用ができるような形を整えていきたいと考えています。

院内外のデザイン

　院内外のデザインは、それを見る患者さんにとってクリニックのイメージとなり象徴となります。ですから、クリニックのデザインは、色だけでなく形やその雰囲気を表す大切なマーケティング戦略の一つであると言えます。

　梅華会の院内は木目調とクリーンイメージである白で統一され、来院される患者さんにとって常にクリーンである、常に清潔であるというイメージを持っていただくよう考えられています。それは、クリニックにおいて一番大事なことは安全・清潔であるという私の考えに基づいているからです。まず、何を訴求したいのか、何を患者さんに知ってほしいのか、何を伝えたいのか――と考えたとき、私はまず、クリニックは清潔であるべきだと結論づけました。

　また、ロゴは青を基調としているのですが、青に関しては若干冷たい印象を持たれる方がいらっしゃるかもしれません。逆に暖色系の赤だったら温かいイメージが持てるかもしれません。しかし、私にとって青は空や海や大きな広がりをイメージするもので、患者さんに自然に同化するような広いイメージをこのクリニックに持っていただいて、待合室も快適に、広々とした雰囲気を感じ取ってほしいという願いで青を使うことにしました。

　クリニックによっては、緑であったり、黄色であったり、オレンジであったりとイメージカラーは様々でしょうが、大事なことはなぜこの色を使っているのか、なぜこのような色を考えたのか、そしてどのように患者さんに伝えていきたいのかといったコンセプトを明確にすることです。そして、そのコンセプトを基にクリニックのレイアウト、診察券、リーフレットそして患者さんにお送りする葉書などの全てにおいて一貫性をもたせることで、患者さんの記憶に深く入り込むことができるのです。

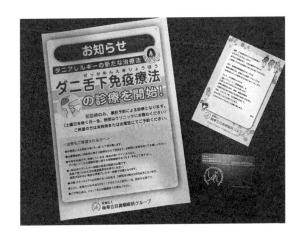

　クリニックが患者さんに想いを伝えるには、口頭で伝えるだけではなく、ポスターで伝えたり、あるいは院内掲示であるデザインで伝えたりいろいろな方法があるのです。

　もちろん大切なことを口頭でしっかり伝えることも大事だと思いますが、今の情報社会では、私たちは日々たくさんの様々な情報を受け取っています。受け取っているというより、浴びせられているかのごとく日々たくさんの情報が否が応でも入ってきます。

　多くの情報に触れたときは、本当にその人にとって重要なことやインパクトのあったことしか脳のメモリーには入らず、一時的に記憶されても、ほとんどがすぐ忘れ去られてしまいます。その際、イメージとして強く記憶に残る1例はストーリーだと思います。患者さんにとって「あぁ、ここのクリニックはこういう想いや考えでこういう行動をしているんだな」という一連のストーリーがわかることによって、想いが少しずつ伝わっていくのではないでしょうか。

　青のイメージから、私たちのマスコットキャラクターはイルカの形をしていますが、名前は患者さんから公募して「くりんちゃん」と決まりました。くりんちゃんというのはクリーンというまさに清

潔というイメージから出てきたものであり、まさに私たちの願いに合致する名称です。私たちの想いが患者さんに届いた証しと思っています。

　なぜキャラクターがイルカなのかというと、イルカの聴力は人間の聴力の何百倍もいいと言われているからです。耳鼻咽喉領域を扱う私たちは、聴力が年齢を経ても人間にとっての大切な五感の一つであることに重きを置き、耳を病気から守り、耳の健康をしっかりと見守らせていただくという願いを込めています。こういったメッセージを少しずつ院内外に広めていくことがクリニックのブランディングに繋がるのではないでしょうか。

 ## 院内の掲示物

　来院される患者さんに何かの情報を伝えるための方法の一つとして院内の掲示物があります。一般的にクリニックの掲示物というとポスターを連想される方が多いかもしれません。確かに多くのクリニックでは、保健所や市役所、医師会などからの告知として、インフルエンザの時期のうがい・手洗いの励行や、春には花粉症に対する予防を訴えるメッセージが掲示されています。しかし、その種のポスターは、受け取ったものを全部掲示していくとどんどんスペースが埋まり、本当に私たちが伝えたいメッセージが見えにくくなってしまいます。

　そのうえ、ポスターなどの院内掲示物が多いと、ややもするとクリニック自体が乱雑なイメージに捉えられかねません。たくさんあるポスターを一つひとつ取捨選択して貼れればいいのですが、現実的にはなかなか難しいことです。また、ポスターにクリニック独自の考えやメッセージを入れようとすると自分たちでポスターを作らなければならず、時間的なロスを招く可能性が高いと言えます。

　梅華会では、保健所などからのポスターは最低限伝えなければならない内容のものだけに留め、さらに、クリニックとして伝えたいことを文章にするときも、本当に要約して伝えたいことだけを短く伝えるよう努めています。そうすることで、来院された患者さんのフォーカスをそこにおいていただくことができ、本当に伝えたいことをご理解いただけるのではないかと思っています。

　とはいえ、私たちが患者さんに伝えたいことはたくさんあります。例えば、クリニックの予約の仕組みについてであったり、新しく導入した治療法であったり、診察時間の変更や休診日の告知であったり、患者さんの混雑度をお伝えするメッセージ――などなど。患者さんの混雑度とは、月曜日から土曜日までの午前、午後のどの時間帯が比較的空いているのか、どの時間帯なら早く診てもらえるのかという天気図のようなものです。来院される患者さんがその情報を見て、より空いている時間帯に来ようと思っていただけると、曜日や時間帯による混雑のばらつきが緩和されるのではないかと考えています。

　どのクリニックもそうだと思いますが、月曜日と土曜日はどうしても混みます。本当に救急の患者さんであれば、もちろん月曜日、十曜日に来ていただいても構わないのですが、患者さんの混雑度を

受付混雑予測

● 空き ○ 普通 △ 混み		月	火	水	木	金	土
AM	9:00	△	○	●	○	●	△
	10:00	○	○	○	○	○	△
	11:00	△	○	○	△	○	△
	12:00	△	△	○	△	△	△
PM	15:00	△	○	●	△	○	
	16:00	△	○	○	△	○	
	17:00	△	△	△	△	△	

掲示することで、定期的に来院されている方で、月曜日や土曜日以外でも来院可能な方に、待ち時間が少ない曜日を選択していただければ、お知らせした効果は発揮されたと言えます。

　また、伝えたいメッセージがたくさんあるときには、私たちはパワーポイントを用いて前述した院内動画でお知らせしています。当然、常時掲示されているわけではないので本当に伝えたいことはポスターにすべきですが、それ以外は、待合室のモニターから 20 秒ごとに伝えたいメッセージを院内動画として流して、患者さんの待ち時間に見ていただいています。そうすることで院内の乱雑さを防ぐとともにデザイン性を保つことができます。

　院内動画ではその他にも、患者さんからいただいたアンケートの声に真摯に回答する場としたり、院長の毎月のメッセージを用いてその人となりを知っていただいたり、スタッフのメッセージを流してその人の人間性や温かみを知っていただくきっかけとしても活用しています。

 ## 電子カルテと紙カルテの違い

　私が大学を卒業し、病院に就職したのは 1999 年。当時は電子カルテがなく、紙のカルテに書くことが普通といいますか、それしかありませんでした。「書く」という行為を通して自分自身の診察した結果を記録し、後で見てわかるように保管しておくのですが、私はどうも絵を描くことが不得意で、耳の中や鼻の中の所見をとってはみたものの、そこをスケッチすることがどうも下手でした。

　電子カルテが導入され始めて約 15 年が経とうとしています。最近開業されるドクターは電子カルテを導入される割合が高いと思いますが、それぞれの特徴について考えてみたいと思います。

　まず、紙カルテに関しては、従来通り詳細な内容を書くことが

JCOPY 498-04836

できる「シェーマ」、いわゆる図を基にどこにどういった症状が出
て、どの点に炎症があるだとか、どの点が腫れているだとか、そう
いった所見を素早く書けることがメリットの一つです。また、パソ
コンのスキルを必要とするわけではなく、紙にペンで書くわけです
から、医療以外の新しいスキルを要求されることはありません。

　一方、電子カルテに関しては、パソコンのスキルを要求された
り、フォーマットに従って記載する必要がある、いわゆる基準に
添って記載をしなければなりません。ただし、そういった初期の
ハードルを乗り越えると、後々が楽になります。

　私が電子カルテを良いと考える一番の理由は、患者さんの待ち時
間が軽減されるということです。診察が終わって紙カルテに所見を
書き、症状を書き、病名を書いて、そしてそれを会計に回した場
合、受付ではそこに記載された処置、投薬なりを見てレセプトコン
ピュータで計算する、あるいは手計算する、といった手順が必要で
すが、電子カルテの場合は診察の際に医師が入力した内容、処置、
投薬、手術、点滴などが全て瞬時に計算されて受付に回ります。つ
まり、物理的にカルテを受付に回すことなく、受付の人は正確に計
算されたデスクトップ上の数字を見て会計業務をするだけです。こ

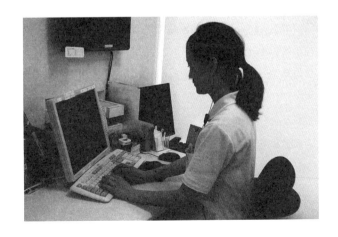

の時間の節約が電子カルテの一番のメリットであると考えています。

　患者さんがクリニックに抱く一番の不満は、待ち時間の長さです。その待ち時間を1分、1秒でも短くしようと思うのであれば電子カルテは非常に有益なツールになるでしょう。

　もちろん電子カルテにもハードルはあります。IT ならではの不具合、あるいは月々のメンテナンスコスト、あるいはスタッフへの教育などです。しかし、まず何を大事にするかということ、患者さんの満足度、患者さんの待ち時間を少なくすることにフォーカスすれば、電子カルテを導入し採用することが選択されるのではないでしょうか。

　現在紙カルテを使っているクリニックが電子カルテに移行するためには、院長自身のスキルアップ、スタッフの理解、そしてカルテの移管に対する考え方など様々な問題が生じてきます。しかし、患者さんのことを思えば、そのコストを鑑みても一考に値すると思います。また、カルテには基本的には5年間の保管義務がありますので、保管用倉庫などの管理スペースに関するコストも下げることができます。

　現在、電子カルテに関しては、複数の会社が管理運営し、そしてその中で会計チェックや数値管理が簡単に行えます。例えば、1カ月当たりのレセプト単価であるとか、レセプト枚数、患者来院数、手術点数などがわかるので、そういったものを駆使するとマーケティングにも使えます。例えば、患者さんがどの地域から何人来ているのかといったことも瞬時に表示することができます。電子カルテシステムをうまく活用することで、自分のクリニックの方向性を打ち出す手段を講じることも可能となるわけです。というわけで、電子カルテは、経営数値にも経営管理にも有効な手段であると言えるでしょう。

JCOPY 498-04836

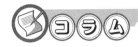

IT 化

　労務においては、スタッフを雇用するときに時間給で給与を支払う必要性があります。従来はタイムカードをアナログで切って出していたのですが、最近、指紋認証による電算化を開始しました。それにより、瞬時に給与を計算することができ、手計算によるケアレスミスがなくなったと考えています。もちろん、指紋認証の押し忘れといった事態も発生しますが、これはタイムカードでも同じことで、就業する側への認証忘れを防ぐという啓発が必要となりますが、労働集約型の給与計算は、より IT を活用し効率化するという一定の目的は果たしているのではないかと考えています。

　その他、給与支払いの明細に関してもこれまで紙ベースで渡していましたが、これからはパスワードとアカウントで入力してオンラインで給与支払いの明細書を発行しようと計画しています。

　また、今までは院長からのメッセージや、スタッフにも経営に目を向

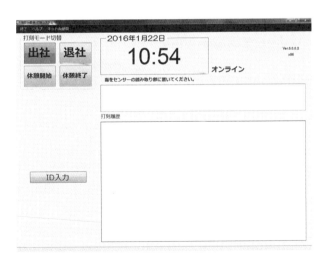

けてほしいという考えから現時点での活動内容・KPI（Key Performance Indicators）の数値を毎月公表してきましたが、これもオンラインで配布し、より一層 IT 化した人事労務管理を行っていきたいと考えています。

　そのほか、入職者へ配布する書類一覧なども全てマニュアル化し、同じ行動について同じ内容で異なることなく粛々と説明でき、漏れなく重複なく効率的に活用できることを目指しています。そこで、今後は各種の申請書類、例えば慶弔のお見舞金や出産誕生祝いなどの福利厚生、あるいは出張旅費に関しても書類はデータでやり取りし、スムーズに入出金が行われる環境をつくることでより効率的な職場環境を構築しようと考えています。

　まだまだ梅華会にも IT 化、マニュアル化すべき業務内容は少なからずあるかと思います。他クリニックや他企業への訪問見学、あるいは読書などの手段を用いてもっと勉強することで、事業内容全般がより一層円滑に遂行できるようになることを目指しています。

5

人間力向上 編

目標設定会

　アメリカ、イエール大学で実施されたある報告によりますと、およそ約30年前、当時の学生たちに対して、目標を書いていつでも見られるようにしていたグループと、目標がない、あるいはあったとしても書いてはいないグループを追跡調査した30年後の結果に、驚くべき違いがあることがわかったそうです。その差とは、2つの群の平均年収に20倍もの差があったというのです。ただ紙に書くかどうかだけの違いにも関わらずそれだけの差が出たということは、目標を設定しただけでなく意識をそこに向けることが、潜在能力にもプラスに働きかけ人生をも左右する、ということのようです。

　皆さんも小さなころ、年の初めに1年間の計画を立てて、今年はどのようなことにチャレンジするかという目標を設定したことがあったと思います。実際にはなかなか計画通りにはいかないもので、私もつい最近までは、目標に対してどれだけ自分がそこへ向かっていけるかにあまり確信が持てず、目標を具体的に設定することもなく、成り行き任せになっていたような気がします。

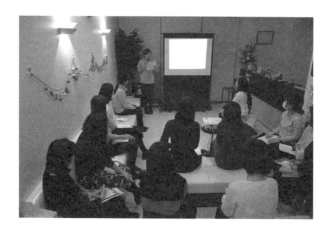

　クリニックを運営するに当たって、たくさんのスタッフを束ねる自分の現在位置を知って、どこに向かっていこうかと考える時に、まず、中長期的な目標、ビジョンがあって、そこに向かう過程で具体的目標を設定することが非常に大切です。何かに向かっていこうとする時、目標の明確さは力になり、向かうべき道しるべとなるものを設定することで、その目標から逆算思考でどのようにして行動を起こしていけばよいのかが見えてきます。

　梅華会は毎年年末、幹部が集まって翌年1年間の目標や計画を設定し公表します。当然、目標設定の前提には、法人のミッション・ビジョン・バリューの3点があります。その3点を戦略的に実行するために目標設定を行うのです。

　そして、公表した目標と計画に向かうための行動をスタッフ皆に知らしめ、なぜそうするのかということも含めてスタッフにしっかりと落とし込んで、全員一丸となって行動します。もちろん、トップとしても目指した目標と計画をそのままおざなりにするわけにはいきませんので、有言実行、私も率先して動き出します。

　とはいえ、医院運営では需要によって優先順位も変わってきます。その時は即座に行動の順番を変更し、場合によっては目標の設定を書き換えることさえありますが、基本的には1年の目標と計画を行動に移すとことを着実に実行していくことが重要と考えています。

　世界最高の経営コンサルタントの1人、ブライアン・トレーシー氏は「目標設定は成功のマスター技術である」と言いました。他に替わる技術はないとまで言っています。実際にクリニックとして成功という果実を得るためには、**法人としての目標設定は不可欠なものであり、それをトップとしてしっかりと実行していくことが大事なのです。**

　また、1年間の目標設定は、法人としての梅華会のみならず、

スタッフも個人としての目標を設定します。そして、年に2回スタッフが集まって、自らが定めた目標とその目標に対しての逆算思考をプレゼンし、皆で発表し合っています。その目的はいろいろありますが、一つには、皆の前でプレゼンをすることは、自分の考えを整理して考えて、わかりやすく皆に説明する貴重な経験であると思いますし、もう一つは、発表することによって自らその目標に対してより大きくコミットメントするいい機会になるも考えます。スタッフにとって、目標設定マインドを身に付けることも今後の人生において公私問わず非常に大切な技術となるのではないでしょうか。

　仮に、「Aさんは薬の名前を覚えるのが遅いようだから、薬の名前をいついつまでに覚えてきたらどうですか？」というように、スタッフの目標を上司からの一方的な押し付けで決めてしまったらどうなるでしょう？　大切なことは、スタッフ個々が自分に足らないものは何か、自分にとってここがボトルネックになっているのではないか、ということを自分で考えて、頭の中で自分に自分で同意することです。そのことがまさに主体性を発揮するということなのです。

　また、目標を皆の前で発表すると「発表した手前、皆が見ているからやろう」という推進力となりますし「皆と一緒にがんばっているのだからしっかりやろう」という思考が限界への突破に繋がります。

　さらに目標設定により、その目標を知った周りのスタッフがスタッフ個々のお互いの目標を応援し、支え合って目標を達成しようという支え合いチームとなる環境にしたいとも考えました。目標を達成しようとする過程のなかで、ややもすると怠けてしまって進捗に遅れが生じたり、自分の心が折れそうになることもたくさんあるかと思います。そういった時に周りのスタッフの支えがどれだけ大

きいかは、実際に体験しないとなかなかわらないでしょうが、梅華会では、その力の偉大さを知るに至りました。

　もちろん、スタッフ一人ひとりの目標は、梅華会のミッション・ビジョン・バリューにも繋がりますし、梅華会の中長期計画にも繋がります。このような一貫性により、梅華会の想いが磁力となって磁場をつくりだし、その磁場に人が引き寄せられてくるのだと感じています。

　このような目標設定を何年も続けていくと、数年前は、SMART（Specific ＝具体的、Measurable ＝数字で表す、Agreed upon ＝達成可能、Realistic ＝現実的で結果志向、Timely ＝期限が明確）の法則にも則っていない抽象的な目標設定を行っていたのに、年を経るごとに洗練されて、具体的かつ期限も定まった、より明確な本当の目標が設定できるようになりました。「経営者は皆教育者なり」という言葉がありますが、私自身、非常に嬉しくもあり、ありがたくもあり、これが人と仕事をしている醍醐味の一つだと捉えています。

　前述の平均年収が20倍も違うというイエール大学の報告は、目標を書くことのメリットの一端を示しているに過ぎません。私たちは幸福について、お金だけではなく、時間であったり、人間関係であったり、健康であったり、様々な事柄に想いをめぐらせています。ですから、何も仕事だけではなくプライベートでも目標設定を実施し、求める結果をより明確にすることによってパワーが生まれ、自らの本当の素晴らしい人生を100%生きるということに繋がっていくのです。

高い目標を持つ～自分のミッション～

　梅華会における目標設定には、ミッション・ビジョン・バリュー

が根本にあります。ミッションは、既にご存知のように「医療を通して日本の未来を明るくすること」ですが、それに基づくビジョンは「スタッフが生き生きと輝いて働く日本一のモデルクリニックを目指すこと」です。いずれにも「日本」という言葉が入っていますので、初めて目にする就職希望者やスタッフにとってみれば、あまり現実味がないというか、とてつもなく高い目標に見えるかもしれません。私自身でも、すぐにこの目標が達成できるとは思っていませんが、心の底からそれに向かっていけると信じています。

　聞いた話によると、目標を設定する場合、その目標が達成できたり達成される過程がすぐに目に浮かぶような目標であればその目標設定は低すぎる――そうです。今すぐに達成できるとは思えなくても高い目標を設定する人は大きな成功が得られ、低い目標しか持たない人にはそれなりの結果しか得られないということを成功者の経

目標 ※つ以上設定 （何を※具体的結果内容）	達成基準 （どれだけ）	期日・スケジュール （いつまでに）	具体的方法・施策 （どのように）	難易度	ウェイト （重要度）	評価
4年目までのキャリアパス構築	2年目までのキャリアパスの構築	6月30日	指導したスタッフに、業務の進捗を聞いたり、それをポジションごとに項目分けしたりする。 それをキャリアパスに落とし込む。	A	30%	
やってみて不要と思ったことの廃業 →年末振り返った際に本当に必要と思えるものだけが行えている状態。	現時点での業務内容で不要なものを廃業。 新しい取り組みに対し、スタッフへヒアリングし継続すべきか廃止すべきかを決定。	6月30日	新しく取り組み始めたことを書き留め、取り組み開始後の1カ月後にスタッフへヒアリングする。 ヒアリング後、継続か廃止の決定をし、継続するものに関してきちんと行えているか1カ月後に確認する。	B	20%	
自分自身が普段何の業務を行っているのかを皆さんに伝える。 かつ、自分にしかできないことを行う時間を確保するために、後輩に業務の委譲をする。	タスクを洗い出し、実行・委譲・廃業の振り分けをする。 振り分けたものをスタッフへ共有。自身が業務外で行ったことに関して皆さんへ共有する。	6月30日	現在の自分のタスクを明確にし、実行・委譲・廃業の振り分けをする。 実行タスク・委譲タスクは随時リーダーの一言チャットにて報告する（主に業務外で行ったことのシェア）。	C	10%	
2015年法人目標の達成	6月までの法人目標の達成	6月30日	バックヤードに掲示している法人目標を金庫管理前に見て、常に考える意識をつける。 毎月15日に自分に何ができるか、スタッフと何を協力して取り組むか考える。	S	40%	
経営と現場をシンクロさせるプログラマネジメント						

JCOPY　498-04836

験談や、周囲の人の体験談からも確信するに至りました。高い目標を持つことの大きなメリットは、自分自身が本当に達成したいと思う目標であれば、そこへ向かって行動を起こす強い動機づけになることです。

　私自身、現時点で地域への貢献に関しては、社会的責務を果たせていると感じますが、広く日本と捉えると、まだまだ自分のやるべきことややってみたいこと、どんどん挑戦したいことが浮かんでくる状態です。もちろん地域も大切ですが、地域だけに捉われていると、日本という広い視野に立ったときに比べ得られる情報も少なくなりますし、結果として、それ相応の目標しか達成できないことになると思っています。

　この本をお読みの皆さんにもクリニックの目標を設定する時が訪れるでしょう。その時は、達成できないような高い目標に思えても、自分自身がその目標に向かっていけるかどうか、それに対してコミットメントできるかどうか――そこを意識して考えることが目標設定のうえで非常に重要なポイントになります。

 ## 読書の効果とその有用性

　梅華会では、年に３回定期的に、読書の習慣をつけてもらうために課題図書を決めて、スタッフに読書感想文の提出をしてもらっています。

　あるコンサルタントから聞いた話ですが、人が他の人から学ぶためには、まず第１にその人の書いた本を読むことだそうです。例えば、京セラの稲盛和夫名誉会長から経営について学びたいと思ったら、まず稲盛会長の著書を通して「物心両面の幸福を手に入れるため」とはどういうことかを学びます。第２は、その人のセミナーを受講することです。今の例で言えば、稲盛会長の講演を聞いて、

稲盛会長の考え方・フィロソフィーを学び吸収することです。そして第3は、稲盛会長に直接会って話を聞くことですが、直接会って話を聞くことは相手の時間をいただくことですので、相手が忙しい著名人ではなかなか実現できないことです。

　私は、スタッフ一人ひとりの人間力向上のためのはじめの一歩として、読書習慣をつけてもらおうと考えました。本は文庫本なら1冊数百円、高いハードカバーでも2,000円くらいのものでしょう。その中に著者の想いがたくさん詰まっていて、著者の人生のノウハウや考え方が疑似体験できるのですから、読者は最も効率的な自分への投資法です。

　私自身、幼少期に両親から読書習慣を授けられたことが自分にとっての一番の財産だと考えています。昨今の若い世代の方たちの読書習慣は、昔よりもかなり少なくなっているようです。毎日新聞が毎年行っている「学校読書調査」によれば、開始直後の1955年は1カ月に本を1冊も読まない高校生は3.7％でしたが、2005年には50.7％と半数を超え、深刻な社会問題ともなっているようです。スマホがどんどん進化している昨今、若者の読書離れはさらに

③本を読む風土を浸透させる

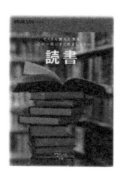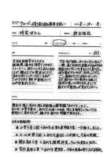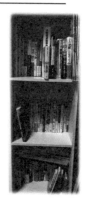

JCOPY 498-04836

加速されることが予想されます。

　スタッフの読書感想文は、自分に対する投資という意識をもって自分で買って本を読むという習慣にまでもっていきたいと考えているので、スタッフ自身で本を購入して本を読み、自分で考えたことや感じたことを感想文として提出することで、一連の行動の完結としています。

　私が読書感想文を取り入れたのは、本を読むことなくして成長することはないと感じていることもありますし、何より私自身が幼少時より読書が大好きで本を読むことの楽しさをずっと感じてきていたからです。読書は理屈抜きに楽しいものだし、心の栄養とかよく言われる理屈を超えて、ただただ楽しいものであったから、それを皆に伝えたいという気持ちが強かったのです。

　おそらく、今まで習慣がなかった読書を自分の生活に取り入れる、取り入れさせられるということはスタッフ個々にとって居心地のよいことではなかったと思います。むしろ面倒くさいものを勧められたという気持ちのほうが優っていたのではないでしょうか。私に対して直接不満の声は挙がりませんでしたが、少なくとも積極的というわけではなかったと思います。

　何かしらのきっかけを与える場合に、相手の成長を待つ、待って読書をする習慣を得てもらうという方法もあったかとも思いますが、その当時の私としては、やや強引にでもその取り組みを進めていきたかったのです。

　本を読むことで他人の経験を共有し、その疑似体験を通して自分の考え方をよりフレキシブルにしたり、自分のなりたい理想の姿と昔の偉人とをイメージの中で結びつけて、なりたい自分になるための拠りどころとしたりと、読書にはたくさんの効能があると信じています。とはいえ、全然本を読まない卒業したての新規スタッフに対して、読書をするようにとだけ言っても根付くものでもありませ

ん。そこで、やや強制的ではありますが、読書感想文を定期的に提出してもらうという方法を導入しました。

　私には一つの確信があります。それは、学ぶということはとても楽しいことで、全ての人間に根付いている、生まれつき持っている感情だということです。人から話を聞いて学ぶのか、読書をして学ぶのか、体験学習を通して学ぶのか——の学ぶ手段の違いはあれども、人間の本質として学ぶことは楽しいものであると考えています。その中の特に大切な手段である読書を、どうしてもスタッフのこれからの人生において役立てていってほしいと想い、この感想文の提出をお願いしているのです。

　そして、指定した図書を基に皆が感想文を提出し、提出された感想文を皆でシェアします。感想文の中身に良し悪しを付けるのが目的ではありません。目的は主に２つあって、まず１つ目は、この人はこういう考え方だったんだとか、こういう考え方もあるんだなという仲間のいろいろな考え方や思考の切り口に接して、仲間と共に歩んでいくに当たってお互いの理解を深めること、２つ目は、そのように学びながら読書の楽しさを味わってもらいたいことです。

　そして今、梅華会のスタッフには読書という習慣が確実に根付きつつあります。スタッフの１年の目標設定をみると、読書をする、年間に10冊読む、20冊読む、30冊読む、そういった目標を頻繁に目にします。この様子を見るにつけ、梅華会の文化・風土として、読書という習慣が確実に根付き始めていることを嬉しく思います。

JCOPY 498-04836

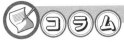

身だしなみチェックリスト

　医療事務あるいは看護師など、クリニックで日常的に患者さんの応対をしているスタッフは女性の方がほとんどだと思います。スタッフの身だしなみはおもてなしの心を持つうえで非常に大切ですが、クリニックでは特に留意しなければならないことがあります。

　それは、クリニックに来院される患者さんはある特定の年齢層の方だけではなく、小さいお子さんからお年寄りまで様々な年代の方が来院されるということです。ということは、ある一定の世代の方に受けるようなピアスやマニキュア、髪の毛の色やアイシャドーなどの身だしなみには公と私を分ける必要があり、クリニック内では、公という立場でしっかりと対応するために患者さんに不安や不快感を与えないような身だしなみをしてほしいと思います。

　しかし、院長が女性ならまだしも、男性である場合、女性スタッフに対して相応しい身だしなみについて指摘しづらいという声を聞くことも多々あります。かく言う私も、女性の身だしなみに関して、面と向かっては注意できないことがよくありました。ある日出勤したスタッフの髪の毛を見て、どうも色が茶色すぎるのではないかと思ってはみたものの、「色を戻せ」と言えるわけもなく、しかも髪を染めたという根拠は何もないので何とも言いにくいのです。この髪の毛の色はクリニックに相応しくないと思っても、いったい何を

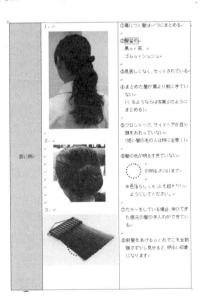

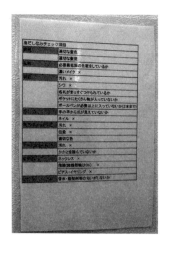

基準にして話したらいいのか、あるいは院長の個人的な感性で言ってもいいのか、その他にも、マニュキュアやカラーコンタクトはどうなのだろうか、髪の毛のくくり方はどうなんだろうか……などなど。全く男性にとってはわからない領域だけれども、感覚的にこれはクリニックには向いてないのではないかと思うことが多々あったわけです。様々な年代の患者さんに共感していただくためには、外見が非常に大事だとわかっていても、それをどうしたらスタッフに理解してもらえるのかというところで想い悩んでいた時期がありました。

　しかし、答えは意外と簡単でした。要はクリニックの中のスタンダード、基準を作るだけでよかったのです。クリニック内での身だしなみの基準が明確になっていないので指摘をすることができなかったのです。院長の好みで個別にこの服装はだめだとか、この髪の形はだめだと言うと、言われたスタッフは何でだめなのか基準がわからないので対応のしようがありません。場合によっては差別を受けたというような感情が湧くことにもなりかねません。そういったケースを避けるためには、しっかりと身だしなみチェックリストを作って、この職場での髪の毛の色はこの色までですよとか、勤務中はピアスを付けないようにとか、具体的な文章にして明確にすることが必要だったのです。

　さらに、明確に文章にすると同時に、入職前にしっかりと理解してもらって、納得のうえで入職証にサインしてもらうことが必要です。そうすることで入職後の不要のトラブルを避けることができます。ただし、この身だしなみチェックリストも、院長自身が作るのはなかなか難しいでしょう。そこで、す

でに身だしなみに関する規定のある先輩のクリニックを参考にしたり、意識の高いスタッフに考えてもらうこともよい方法と考えます。スタッフに考えてもらうことは立派なエンパーメント、一つの権限移譲だと思いますので、そういったことを通して少しずつ仕組みをつくっていくことが大切なことです。

　本来であれば、スタッフはもう社会人になっているのだから一人ひとりが自分で判断すればいいと思ってしまうかもしれませんが、世代間格差もありますし、来院される患者さんの世代はさらに様々です。身だしなみのような細かいことでも、一つひとつグレーな点を明確にすることで、より一層院長としての方針や考え方を明確にすることができ、皆で向かうベクトルが整えられ、よりクリニックの目指す方向に一丸となって向かいやすくなると考えています。

『7つの習慣』の導入

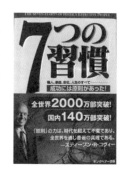

　私は、開業直前までビジネス書を読む機会がほとんどなく、読書と言えば、専ら歴史学や政治学、世界の偉人の話、伝記が中心でした。ところが、開業という大仕事と向き合う中で、ビジネス書に少しずつ関心をもつようになってきました。そんな中で、自分の人生を変えるほどの衝撃を受けた1冊が『7つの習慣』という本です。その学びを深めるために、3日間の集中セミナーに参加して精進したほどです。そして、ついにはその想いを全てのスタッフに伝えるべく、著書を購入し皆で輪読会でもしようかというほどこの本に傾倒していったのです。

　『7つの習慣』は、スティーブン・R・コヴィ博士が著し、世界的にも何千万部と売れた有名な本です。その中で提唱される7つの習慣は、効果的に生きるための基礎的な原則に基づいているとされています。7つの習慣とは人格主義に基づいたものであり、住んでいる地域や国、宗教を問わず人間としての根本的な原理原則に基づくものと博士は主張しています。この本は、私が過去に読んだ何千冊以上の本の中で、ベストスリーに入ると思っています。

　ここからは、その7つの習慣に則って、梅華会の風土・文化として取り入れていることを一つずつご紹介していきます。7つの習慣には、その一つひとつに表面的ではない深い意味が込められています。本来は、ぜひこの本を読んで実際に7つの習慣の意味するところに深くアクセスすることにより、自分の見つめ方や他者とのかかわり方などを、より深く理解していただきたいと考えています。

JCOPY 498-04836

第 1 の習慣: 主体性である「なぜあなたはこの業務をしているのですか?」

　どんな仕事に対しても、どうしてその業務が必要なのかをスタッフには常に伝えるようにしていますので、もし陳腐化して必要のない業務であれば、いつでもその廃棄をいとわないという気持ちを持っています。スタッフには、どのような仕事に対しても、なぜこの仕事をするのかという意味を考えてもらっています。なぜなら、それがスタッフの主体性の育成に繋がるからです。

　梅華会では、「患者様」とは呼ばず「患者さん」と呼んでいます。リッツカールトンホテル内の共通言語に「We are ladies and gentleman, serving for ladies and gentleman」という有名な言葉があります。「紳士淑女をもてなす私たちも紳士淑女である」という意味ですが、私も患者さんとの関係は決して医師が上でも下でもなく、対等な関係であると位置づけています。「患者様」は一見患者さんに敬意を表しているというふうにも取れますが、対等というイメージは薄れます。そこで、梅華会では「患者様」ではなく「患者さん」というふうにすると決めました。

　このように本当に細かいことの一つひとつでも、意味があっての行動というふうに捉えています。逆に、今までの業務を日々のルーティンワークのようにこなしているとわかりにくいかもしれませんが、この作業、この仕事が本当に自分たちにとって必要なのかを、再度認識しなければならない時期が必ず来ます。その時、新しく入ってきた新卒のスタッフが、新しい職場の環境を色眼鏡のない視点で見ることによって、私たちの従来の業務の効率化が図れ、よりスリムにできることだってあるかもしれません。物事を見る視点は、何もトップだけが持っているわけではありません。主体性を発揮するということは、そこに属する組織の一人ひとりが主体性を発揮することであって、それにより一層効果の高い組織が出来上がる

と考えています。

第2の習慣: 終わりを想い描くところから始める
「あなたのミッションは何ですか?」

　終わり、つまり目的地に達するまでの道のりを登山に例えるならば、目の前の険しい岩や、草木にだけ捉われるのではなく、目指す山頂をしっかりと見定めないと、いくら距離をかせいで進んだとしても道を誤り山頂は遠いものになってしまいます。

　私たちの生活や仕事も、眼前の出来事だけに捉われるのではなく、大局に立って日々を過ごし、軸のぶれない日々を送ることで、意思決定スピードが格段に速くなると考えています。

　2008年、梅華会が初めて開業した時は、5つの医療理念を掲げました。ただし、その5つの理念は、現在でいうところのバリュー、いわゆる行動指針や哲学といったようなもので、組織の中で働く時に何に価値をおいて働いていくのかという基準を示すものであったと思います。つまり、本当の意味でのミッションやビジョンに関しては、開業当初には、はっきりと明示されてはいなかったわけです。

　当時、私自身はミッション、ビジョンに関して漠然とした想いは持っていたのですが、具体的に掲げるには至りませんでした。というのは、そういった大きな目標を掲げることに対してスタッフがどんなことを考えるのか、「ああ、またこの院長変なことを言っているなあ」とか、「また大きなことを言っているけど、そんなの全然ついていけないわ」とか、スタッフがそういった想いに駆られることを恐れていたのかもしれません。開業してからクリニックの業績自体は順調に上がっていったものの、私たちはどこへ向かって、どのような社会、世界が来ることを想い描いていたのかについては、全くコミットメントすることはできませんでした。何か新しい物事

を決めることに関しても、売り上げが上がればいいのか、利益が出ればいいのか、規模が大きくなればいいのか、といった明確で具体的な指針もなかったのですから、ただスタッフに自分で考え行動を起こせと言っても無理だったのは目に見えています。

　開院5年後の2013年、私はミッションやビジョンを明確にし、はじめてスタッフに公示しました。日本一のモデルクリニックをつくると宣言したわけです。すると、日本一のモデルクリニックをつくるためには、例えば、スタッフの給与体系はどうしたらよいのか、スタッフが働き甲斐をもって楽しむためにはこのキャリアパスはどのようにしたらよいか、スタッフが物心両面の幸せを得るためにはこの給与・福利厚生はどうすべきなのか──などを具体的に考えていけばよいわけです。あるいは、準社員制度をつくり女性にとって働きやすい環境にするためにはどうしたらいいだろうかと考えたこともありました。

　つまり、モデルクリニックにふさわしい様々な環境を考えるために、常にそのような質問を自分に問いかけ、一貫した行動を示すことができるようになったのです。

　トップが向かう目的を示すことができなければ、スタッフはどのような行動をとっていいかがわかりません。目的があるということは、たとえトップが不在であっても、スタッフの一人ひとりがその方向に自主的に向かうことができることです。そしてそれは、組織全体として成長できることに繋がるのです。

第3の習慣: 最優先事項を優先する
「今やらなければならないことは何ですか?」

　最優先事項を優先するのは当たり前なんじゃないの?　と思われるかもしれませんが、最優先事項は緊急事項でも重要事項でもありません。また、緊急事項と重要事項は異なります。『7つの習

	緊急	緊急でない
重要	**第一領域** 今日中にやらなければならないこと 締め切りのある仕事 ミーティング、打ち合わせ クレーム対応	**第二領域** 人間関係の構築 自己成長のための勉強 ビジョンの共有 エンパワーメント
重要でない	**第三領域** 意味のない打ち合わせへの出席 書類探しの時間 重要でない電話 無意味な接待や付き合い	**第四領域** 噂話などの暇つぶし 内容のない仕事 だらだら電話 必要性の低い仕事

慣』の著者であるコヴィ博士は、緊急かつ重要であるものを第1領域、重要であるが緊急でないものを第2領域、緊急ではあるが重要ではないものを第3領域、緊急でも重要でもないものを第4領域と分けています。

　この中で最も大事な領域は第2領域であると博士は言います。私たちは毎日の生活に追われ、第1領域の仕事や作業に日々専念しているというのが実態ではないでしょうか。効率化を図るためには、第4領域を減らしていくという考え方も一つにはありますが、実は重要ではあるが緊急ではない第2領域が最も重要で最優先事項だと博士は言うのです。なぜなら、第2領域は放置していると少しずつ第1領域へ移っていくものだからです。第1領域になったら待ったなし、継ぎ当てをするだけで熟考する暇もありません。

　クリニックの運営における第2領域には、スタッフ採用であったり、スタッフ教育、あるいはマニュアルの作成などが挙げられます。中長期経営計画を考えたときには、スタッフの家族とのコミュニケーションをとることも第2領域にあたると考えています。そして、これらの第2領域は大きなかたまりとして事前に時間を

取っておかないと、いつ第1領域に移行しないとも限らないわけ
です。そこで、私たちは3カ月に一度、2日間の思考の時間をとっ
て、幹部同士の話し合いを行っています。その2日間は「経営合
宿」と名付け、その時間の中で考えられるような中長期的な内容の
話し合いにあてています。

　最近ですと、私たちは人事考課制度に取り組みました。人事考課
制度は、日々の細切れの時間の中で方向を纏めることが難しかった
のですが、経営合宿で私たちは「なぜ人事考課制度を取り入れる必
要があるのか」という根本に立ち返ることから話し合いを始めまし
た。話し合うまで、私たちは人事考課制度はあくまで昇進昇格のた
めの評価制度だとばかり想い込んでいました。今思えば当たり前の
ことですが、一番の目的は、ミッション・ビジョン・バリューと
いった理念を結実させるためにあるものです。2日間の思考時間に
より、ミッションを達成するためにあるのが人事考課制度であると
の発想の転換が起こりました。

　目的がミッション・ビジョン・バリューの達成ということであれ
ば、ミッション・ビジョン・バリューに達成するための人事評価を
つくればいいのではないかということになりました。であるならば

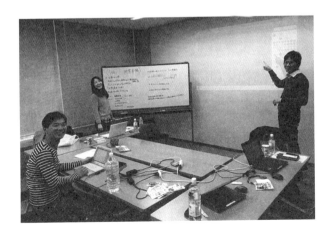

逆に、そのミッション・ビジョンというものに対して、そこに向かうスタッフが生き生きと働けるように支援する、あるいは成長を促すといったスタッフの育成こそが、ミッション・ビジョンにつながるという考えにも至りました。

　人事考課制度はまだ稼働して間もないのですが、実際に根っこから組み上げていく作業には、やはり膨大な時間を要しました。このような作業や仕事は、本来であれば経営陣が現場から離れて行うものですが、私たち幹部はプレイヤーであり、マネージャーでもあります。プレイングマネージャーであるから現場からなかなか離れられないのであれば、週末の時間を使ってみるしかありません。

　第2領域の最優先事項は、その時間他の作業をストップしてでも行うべきことであると考えていますから、私たちは3カ月に1回、週末の2日間を使って経営合宿を継続していくつもりです。

第4の習慣: Win-Win を考える「患者さん、スタッフ、取引業者の求めるものは何ですか?」

　患者さんやスタッフ、取引業者、そこに多くの人間関係があってクリニックは成り立っています。その皆さんにとって利のあることを常に考える、いわゆる、近江商人でいう「三方よしの精神」にも繋がっている経営学用語が Win-Win です。

　例えば、取引業者に対して一方的、強権的に値引き交渉をしていては Win-Win の関係はつくれません。私たちもビジネス、業者さんにとってもビジネスで成り立つ関係では、共に栄え、共に繁栄する共存共栄の考えに則ることが Win-Win の関係と言えます。

　基本的に、医療機器というものは定価が公示されてはいるものの、実際の値段は定価よりも大幅に値引きされることが多いのが実情です。また、それに関する資料やデータも先輩のドクターが持っていたり、世に出回っていますから、大幅に取引価格を吊り上げた

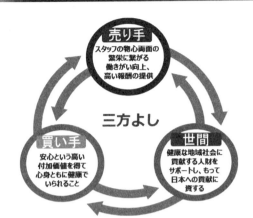

三方よし（売り手よし、買い手よし、世間よし）

売り手
スタッフの物心両面の繁栄に繋がる働きがい向上、高い報酬の提供

三方よし

買い手
安心という高い付加価値を得て心身ともに健康でいられること

世間
健康な地域社会に貢献する人財をサポートし、もって日本への貢献に資する

りすることはないと思います。そこで、あまり根拠のないこちらの押し＝値引き交渉で先方に何か不都合なことが生じるのであれば、そういった取引そのものを考え直す必要があります。

　クリニックに患者さんが来ることで取引業者の売り上げも上がる状態になれば、医療業界で言われる取引業者からのぼったくりはなくなるはずです。取引業者との信頼関係をつくったればこそ、好ましい取引ができるのです。この Win-Win の考えについてコヴィ博士は、Win-Lose ＝自分が勝って相手が負ける、あるいはLose-Win ＝自分が負けて相手が勝つという場合は、継続的な取引はできないと言っています。

　ただし、もう一つ No Deal ＝取引しないという選択もあると言っています。私たちは Win-Win と共に No Deal という選択肢を持ちながら行動する必要があるのです。例えば、広告看板、飛び込み営業といったものに対しても、そこと接点を持つことによって Win-Win になる、あるいは No Deal とするのかを考えるのです。

　また、院長とスタッフの関係についても同じことが言えます。スタッフにとっての Win は、その現場で働いて生きがいを感じるか、楽しいか、自分自身の価値感にあっているのかといったことであり、採用する側の院長にとっての Win は、そのスタッフがこのクリニックの文化風土と合致する人材で貢献してくれるかです。つまり、Win-Win とは、お互いの関係をよりよくするための考え方と言えるでしょう。

第5の習慣：まず理解に徹し、理解される
　　　　　「十分に傾聴していますか？」

　ある一つの面白いエピソードがあります。とある巨大豪華客船が氷山に接触、沈没しかけています。しかし、脱出ボートの定員数よりも乗客の数が圧倒的に多いのです。女性、子供、老人客を優先させると残りの男どもには厳寒の海に飛び込んでもらうしかありません。船長は、男どもにスムーズに海に飛び込んでもらうために次のように言いました。イギリス人には、「紳士はこういうときにこそ飛び込むものです」と。ドイツ人には、「規則では海に飛び込むことになっています」と。イタリア人には、「さっき美女が飛び込みました」と。アメリカ人には、「海に飛び込んだらヒーローになれますよ」と。ロシア人には、「ウオッカのビンが流されてしまいました。今追えば間に合います」と。フランス人には、「海に飛び込まないでください」と。中国人には、「おいしそうな魚が泳いでますよ」と。韓国人には、「日本人が飛び込んでますよ」と。日本人には、「皆さんはもう飛び込みましたよ」と。

　それぞれの国民性を端的に象徴している傑作のジョークで笑ってしまいます。しかし同時に、なかなか含蓄のあるジョークでもあります。つまり、人間は何によって動かされるのかを表しているのです。結局のところ、人間は全て合理的に行動しているのであり、そ

の合理性が他の人と一致していないだけなのです。そして、その合理性は価値観と言い換えることもできます。つまり、何を大事にしているのかということです。ややもすると、自分の考えは相手の考えと一致していると思ってしまいがちですが、理解してから理解されるということの本質は、**相手が求めているものを理解してから、こちらの内容や考えを理解されるように物事を進る**ということでもあります。

　クリニックの信用について、医師の側からするとつい先に理解されようとする傾向があるのではないでしょうか。治療方針であっても最近の患者さんのニーズというのは様々です。ある患者さんのニーズは投薬、薬が欲しいというニーズですし、他の患者は処置をしてほしいというニーズなのです。同じ薬でも体にいい漢方薬を処方してほしいというニーズがあるかもしれません。あるいは頻繁に通院ができないので通院間隔を伸ばしたいというニーズかもしれません。はたまた、「何でもないですよ、心配ないですよ」と言ってほしいだけで来院しているのかもしれません。果たしてそういった患者さん一人ひとりの気持ちを、医師はどれだけ理解できているのでしょうか。

　医師がまず患者さんを理解するからこそ、患者さんから治療内容や自分自身を理解され、信頼してもらえるのです。そのためには、まずコミュニケーションの大事な要素の一つである「傾聴」が大事と言えます。傾聴と言葉で言うのは簡単ですが、実際のところ、大勢の患者さん相手の日々の診療においてはなかなか難しいことと思います。かくいう私も、傾聴の必要性は感じながらも、なかなかうまくできていなかったこともありました。

　私が昔、札幌に勤務していた時のことです。その病院の耳鼻咽喉科には様々な症状の患者さんが来ますが、その中で一番診療に時間がかかるのは「めまい」の患者さんです。患者さんにめまいのいき

さつやこれまでの経緯、今どのような症状かなどを問診すると、患者さんからはめまいに対する不安やそれに伴う吐き気、冷や汗、動悸など、いわゆる不定愁訴と言われるたくさんの訴えが出てきます。私たち医師は患者さんからめまいの経緯を伺って検査することによって、現在の状況や今後の経過、適切な投薬によって患者さんが今後どのように回復に向かっていくのかまで、大体予測できるものなのですが、患者さんにとっては何しろ初めての経験です。しかも初対面のドクターと相対するわけですから、どうしても話が長くなり、診療時間も長くなってしまいます。当時の私は、そのような患者さんの話を熱心に聞かなかったり、途中で遮ったりして診察の時間をできるだけ短くしようと試行錯誤していました。ところが、札幌時代の私の師である先生は、めまいの患者さんを大勢診ているにも関わらず、診察時間が短かったのです。

どうしてそのように早いのかを先生に尋ねました。成功のモデリングをしようとしたのです。すると、私にとって意外な答えが返ってきました。1回目の診察時に、どれだけ相手の話を傾聴するかだ、どれだけ患者さんに医師に理解してもらえたと感じてもらうかが重要だと言うのです。1回目に信頼関係ができれば2回目はあっという間に終わると。

私はその言葉にハッとしました。実際、その先生の診療をつぶさに見ていると、初診の患者さんには時間をしっかり長くとっているのですが、再診の患者さんは異様に早く、ほぼ薬を出すだけ、「調子いいかい？　じゃまたお薬出しとくわ」それぐらいで終わります。「うん検査結果もいいね、大丈夫」というぐらいで患者さんが嬉しそうに納得して診察室を出ていく様を何度も見ました。

コヴィ博士の言う、理解してから理解されるということの本質とあの時の恩師の言葉が今になって繋がっています。

JCOPY 498-04836

第6の習慣: シナジーをつくり出す
「お互いに高め合っていますか?」

　シナジーとは相乗効果のことです。コヴィー博士は言っています。「2人の人が同じ意見を持っているとすれば、そのうちの1人は余分である」と。

　スタッフ同士が心を開いて自己開示をし、より質の高いミーティング（目指すところはダイアローグ＝対話ですが）を通して相乗効果を発揮するのが私の従来からの目標です。ただし、お互いが高い信頼関係で結ばれているということが大前提です。

　今までクリニックを開業して、本当にたくさんの人材に恵まれてきましたが、私も含めて一人ひとりの能力に卓越したものがあったかどうかは定かではありません。ただ一つ、お互いが信頼関係で結ばれているということについては大いに自負しています。

　梅華会は信頼関係が築かれた環境にあるので、一人ひとりが自分の思ったことを発言でき、自分の考えたを素直に周知することができつつあるようです。そういった関係性が構築されると、コヴィ博士が言うように、同じ意見ではなく、あえて異なる意見を出してみる、あえて違う考えを言ってみることも可能になります。通常、異なる意見を出す場合は周りの空気に対して敏感にならざるを得ません。しかし、信頼関係が築かれている組織の文化・風土においては、異論をまずは受け入れ、そして考えてみることを可能にします。

　私はクリニックで相乗効果が発揮される現場をたくさん見てきました。これからも、個々の力「1＋1」を3にも4にも、そして無限大にもできるような関係性をさらに構築していきたいと考えています。

　例えば、梅華会は4つのクリニックをいわゆるドミナント戦略（一定地域内に集中的に出店する）として展開していますが、お互

いのクリニックは相乗効果を発揮できるような位置関係にあります。耳鼻咽喉科クリニックにおいてブランディングを構築するには、口コミによるところが非常に大きいと考えます。そして、口コミ効果として最も重要な要素はお母さん、小さなお子さんをもった若いお母さんであると考えています。また、ブランディングを構築するうえでは、人の流れを把握する必要もあるのですが、ほどよい距離にある複数のクリニックがお互いに刺激し合って相乗効果を発揮することが、口コミ効果と合わせて梅華会がより早く地域に根付いてきた要因ではないかと分析しています。

　また、地域との連携という意味で、クリニックでの歓迎会や送迎会、入社式などを私たちの患者さんが住む近所のお店で開催しています。簡単に言えば地域にお金を落とすということですが、そうすることによって、より地域に根付くことになると考えています。これも相乗効果に関連する行動の一つです。

第7の習慣: 刃を研ぐ「自分を磨いていますか？」

　現状は、自分の住んでいるコミュニティーの結果、今までやってきた自分の行動の結果であり、それ以上の成果を出している個人や法人がいるのであれば、そこに何らかのヒントが隠されていると考えます。

　ここではモデリングという考えが大事だと考えます。「TTP ＝徹底的にパクる」という言葉を聞いたことがあると思いますが、どれだけモデリングできるのか、実際に大きな成果を出している人にどのような他との違いが隠されているのかを探ることが必要と考えます。

　しかし、それはクリニックの中だけにいるとなかなか感じることはできません。ソクラテスは無知の知と言いましたが、人は外に出て自分自身の足らざるところをまず知ることが大事です。世の中に

JCOPY 498-04836

は自分たちが知らないことがそれこそ無限大にあり、そこから知識、情報を積極的に取り込む姿勢が重要になると思うのです。

　クリニックの院長となってしまうと、アドバイスをしたり、忠告をしてくれる人が少なくなったり、いなくなってしまうことが多いのではないでしょうか。私も、そういった状況をとても危惧しています。昔はあれだけ嫌だった叱られたり注意を受けたりすることが今では全くない──そのような状況がはたして本当に人の成長にとってプラスになるのでしょうか。「刃を研ぐ」ことは、自分自身の研鑽を通してより社会に貢献し、自身が成長し発展していくうえでますます重要になります。

　刃を研ぐというのは『7つの習慣』の中で木こりの話として出ています。ある1人の木こりがその木を切るために、ずっと最初から研いでいない刃で木を切り続けるのか、あるいは与えられた時間の8割を刃を研ぐことに費やして、残りの2割でその木をササっと切ってしまうのか、という話です。事をなすに当たっての事前準備がどれだけ大切かということを身に染みて感じる話です。

　ドクターにとって刃を研ぐ行為の一つである「読書」という習慣は、すでにお持ちの方が多いと思います。私のお勧めは、そこから先に一歩進んで先達の研修や講演会に参加することです。実際に講師の直のメッセージを聴くことによって、そのメッセージがより深く潜在意識に入り込んでいくのではないでしょうか。「近接さは力なり」と言いますが、どれだけパワー・エネルギーを持った人と近づけるか、あるいはその人に近づくに値する人間になるのかが大切です。と同時に、自分自身にとってのメンター、いわゆる師匠探しも重要になります。「自分の年収は周りの仲のいい8人の年収の平均の年収と一緒だ」という話も聞きますが、どれだけ周りに自分が目指す人を置いておけるか、メンターを探し、見つけていく、そういった行動も刃を研ぐことに繋がると考えます。

　『7つの習慣』は奥が深い本ですので、私もまだ全てを実践していく過程にあると言わざるを得ません。しかし、そこに向かっていく姿勢、あるいはその中での行動という意味では、最近一つ学んだことがあります。少々本題からそれますが、それは家族の中での目的の共有です。いわば家族のミッションとでもいうべきものでしょうか。家族としてどのような人生を全うしていきたいのか、どのような時間をかけて何を見て何を感じ、そして子どもに対してどのように教育をしていくのかなどを真剣に家族の中で話し合っていくべきであり、そうすることで目的の共有化も図れると思っています。

　『7つの習慣』という本はビジネス書というカテゴリーではありますが、相手の行動をより深く理解できるような関係を築くことができるという意味では、人生においても大きく啓蒙を促すものであることに間違いありません。

JCOPY 498-04836

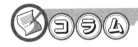

ワオストーリー

　ワオストーリーは、リッツカールトンホテルが行っている従業員とお客様の間の感動物語や心温まるエピソードを全員で共有する取り組みで、梅華会でも採り入れているものです。日常の診療業務では、スタッフと患者さんのやりとりはなかなか記憶に残りにくいものですが、私たちは患者さんとのちょっとしたエピソード、スタッフからの心優しい一言や声掛けに対しての患者さんの反応、あるいは患者さんからの温かいお言葉といったものを忘年会で発表し合い、全スタッフで共有しています。それらのワオストーリーを発表し共有することは、スタッフの心を高め、いっそう心を込めて患者さんに接することができるようになると考えています。

　スタッフからシェアしてもらったワオストーリーの一つをご紹介します。

　その日は、苦楽園クリニックでの勤務でした。お母さんとお子さん（男の子）で来院されて、男の子は処置を嫌がって診察室に入る前から泣いている状態でした。お母さんは妊娠されていてお腹が大きかったため、男の子と一緒に椅子に座っていただくのは難しい様子でした。そこで、私が男の子を抱っこして一緒に座ってあげました。処置している間もずっと泣いており力ずくで押さえないと処置できないぐらいでした。

　数日後、苦楽園勤務の時にまたその男の子が来院されました。私は、そのお子さんの顔を覚えていたため、すぐに診察室に入り抱っこして一緒に座ろうとしました。しかし、その時、男の子は「今日は１人で頑張る！」と言いました。私はその言葉を聞いたので診察室で処置されている姿を見守っていました。処置されている間、怖がりながらも一切泣くこともなく頑張っていました。そして、処置が終わりネブライザーに案内する時に「お姉ちゃん！今日は１人でできたよ！」ととても嬉しそうに声をかけてくれました。

　数日前までは泣いていて1人で処置できなかったのに、その日は1人で頑張っていた姿に感動しました。そして、何より嬉しかったことは私の顔を覚えてくれていて、声をかけてくれたことでした。その一言で心が温かくなりました。一人ひとりの患者さんと顔を合わせる時間はとても短い時間ですが、その時間の中で患者さんに安心や笑顔を与えられる存在であり続けたいなとこの出来事を通して感じました。

　このワオストーリーを通して、この出来事はスタッフ全員の記憶にも強く、粘り強く入り込むことになります。そして、医療を通して社会に貢献する名誉ある役割を担うという梅華会の理念の一つにも合致し、より一層この地域において貢献する気持ちが湧き、患者さんに対してより一層想いやりをもって接することができる礎になったのではないかと考えています。

　どこの職場、どこのクリニックでも、人が人として人同士で接する時には必ず心温まるエピソードが生まれるのではないかと思います。その感動した瞬間をぜひみんなで共有し、分かち合うことで、スタッフ全員の心も穏やかになり、普段の何気ない日常にもよりいっそう感謝し、ありがたみを感じながら生活できるようになるのではないでしょうか。

　皆さんの中にあるおそらく埋もれているであろうワオストーリーを探し出し、それを自分だけのものとせず共有することで、人としての幸せな感情をよりいっそう高めることができるでしょう。「幸せというものは、手に入れるものではなく自ら気づくものである」という言葉を聞いたことがありますか？　まさにその通りで、今ある現状に対してどれだけ感謝できるのか、どれだけありがたく思えるのかで日々の考え方に違いが生まれます。そして考え方が違うと行動が変わり、そして行動が変わると成果もまた変わり、ひいては人生の質が向上してくるはずです。

おわりに

　京セラの名誉会長でいらっしゃる稲盛和夫さんのよく使われる言葉に「物心両面の幸福」という言葉があります。『京セラフィロソフィー』という稲盛会長の著書を読んだ私はその言葉に感銘を受け、実際そのとおりだなあと思いました。企業が物、つまり利益だけを追求していった結果、従業員の給与が上がることは素晴らしいことだと思います。とはいえ、給料が上がったから本当に従業員が幸せかどうかはまた別の話です。給料の高さだけでなく、仕事を通して得られる感情や心の動き、例えば、人の役にたった、人から喜んでもらえた、といった心の幸せや仕事のやりがいが得られることによって、初めて幸せを感じられるのではないでしょうか。

　稲盛会長のおっしゃる「物心両面において幸せにする」ということが、結局は梅華会のビジョンである「スタッフが生き生き働くことができる」ことに繋がると考えています。現在の日本における医療スタッフは、おしなべて離職率が高いと感じています。せっかく高い志を持ってクリニックに入った医療スタッフが、1年、2年、3年と仕事を覚え、順調に社会に貢献できるようになってくれればよいのですが、その過程で他のスタッフや院長との人間関係がうまくいかなくなり、志なかばにして職場を去るケースも少なくありません。

　院長が真の経営者として真剣に職場環境を改善していくためには、スタッフ同士の関係、スタッフと院長との関係、あるいはスタッフと患者さんとの関係などのスタッフを取り巻く精神的環境をもっともっとよくするための方策を練っていく必要があると考えます。

　また、物という面から考えれば、医療スタッフの給与体系は、他業種と比べてお世辞にも高いとは言えません。実際、保険診療で成り立って

いるクリニックにとっては、現行の診療報酬体系の中で利益を上げ、スタッフの給与を上げることは、患者さんを増やす方法でしか成し得ないのです。

　そこで、梅華会では、業界平均の 1.2 倍の患者さんを診察し、1.2 倍のスペースを確保し、そしてスタッフには 1.2 倍の給与を払える経営をして、スタッフの名誉・地位・給与体系全てが向上できるような「物心両面の幸せ」を追求し続けていきたいと思っています。

　本書では、私自身が経験してきたことを中心に話を進めてきました。私は幼少のころより読書を通じ著者の経験を疑似体験することによって多くの学びをいただきましたが、本を読んで知識にするだけでなく、実際に学びを行動に移すことによって成功という果実をもぎとることが可能となります。皆さんにもぜひ読書を通して学び、そしてそれを実践してほしいと思っています。そして、実践するには 1 人の力だけでは難しいこともたくさんあります。そんなときは、一番頼りにするスタッフとのコミュニケーションを通して「相手の望むところを知る」ことからスタートするとよいかもしれません。チームの力を発揮してこそ、院長もスタッフも輝いて仕事ができると信じています。

　本書の執筆自体も、たくさんの実践を通し、成功と失敗という名の「経験」を乗り越えて、スタッフ皆で書き上げたものと思っています。失敗という名の経験があってこそ大輪の花へと近づくと信じ、目の前で起きる現象に一喜一憂することなく、常に前を向いてミッションとビジョンの達成を夢見て行動していきたいと改めて認識し、いっそうの努力を肝に銘じた次第です。

　当院は「日本一のモデルクリニック」を目指し日々精進しているわけですが、私の描く将来の日本のクリニックでは、その現場で働く一人ひとりが本当に毎日楽しく仕事をし、その幸せな感情が来院される患者さんにも連鎖し、患者さんも安心と満足を得ています。しかし現在、はたしてそれが実行されているのかというと疑問が残ります。多くの医療機

JCOPY 498-04836

関の受付で見られがちな患者さんへのぞんざいな対応の本当の原因は何なのでしょうか？　その受付のスタッフの心の中には何か満ち足りていないものがあるのかもしれません。その心を満たすために、私たち医師が経営者として行うべきことがある、いや、何かをやらねばならないと考えています。

医療業界の中でクリニック同士が競争するのではなく、協力し合って生きる「協生」を通してより患者さんに焦点を当てた想いやりの深い日本人らしい対応を行い、患者さんに安心と満足を生み出せる場となれば最高です。

また、医師同士がともに成長し合える場として、今後は積極的にリアルなコミュニティーづくりを計画していきたいと考えています。経営者として医師が開業した後も、お互いが学び高め合い、意見を持ち寄ることで、人事・労務といったことから、チームビルディング、税金対策、機器の導入、近隣薬局機関との関係といった多種多様な課題の解決も図りやすくなると考えます。その結果、より地域住民への貢献ができ、ひいては日本という社会全体が明るくなっていくのではないでしょうか。実際にクリニックに見学に来てくださる開業医、勤務医のドクターが年々増えてきています。私たちはこのような機会を大変有り難いと捉えています。なぜなら、私たちの考えが日本に広まれば、日本の社会は必ず明るくなると信じているからです。

本書の中で述べてきたことは、経営をスムースにするための方法やテクニックが大半だったと思いますが、一番お伝えしたかったことは、「なぜそこでその仕事をしているのか」「なぜその場所で開業しようと思ったのか」という想いを大切にするということです。そういった想いは最終的には「使命＝ミッション」に繋がり、そこから生まれる「一貫性」が本人の満ち溢れるエネルギー源となります。そして、そのエネルギーは、クリニックに対してさらによりよい環境をつくろうという意識を芽生えさせ、その院長の「使命＝ミッション」がスタッフに伝播し、

一丸となって組織として動ける——というふうに連鎖していくのです。

　個々の使命は自分にしか分からないものです。ですから皆さんも、どういう人生を送りたいのか、どういう仕事でどういう行動を通して成長し、社会に貢献したいのか——そういうことを考える時間をぜひつくってほしいと思います。もちろんすでに使命やミッションをお持ちの先生方もいらっしゃるでしょう。そういった想いは、自分の中に閉じ込めておくのではなく、常に周囲に伝え続けてスタッフと理念を共有し、組織をつくり上げていけば、そのクリニックはファン患者で溢れる非常に素晴らしいクリニックになると確信しています。

　イキイキと輝いて働くスタッフがいる環境は、毎日が楽しみに満ちて、ワクワクした職場になることが想像できます。医療の現場はややもすると暗く無機質で、病気で不安いっぱいの患者さんを元気にさせるという要素に欠けるのではないかと感じています。私たち医療人の本来の目的は、患者さんを健康に元気にするということですから、身体だけでなく心も健康にするために、患者さんには病気の改善に向けた前向きなイメージを持ってもらわなければなりません。そのためには、クリニックにおけるスタッフの位置＝ポジションは非常に大切です。

　どんなにつらい症状であっても想いやりを持って共感し、しっかりと寄り添って、前向きな言葉がけをして励ます——ただただ薬を処方して処置をするだけでなく、どういう言葉遣いで声がけをし、どういう表情・どういう身のこなしで患者さんに関わるかによって、患者さんの治癒率を向上させることができることを信じています。

　以上の想いから、この本を通して日本中の医学界の方々と縁を持つことができて、「医療を通して日本の将来を明るくする」という私のミッションに共鳴してくださる多くの方々と交流でき、深い繋がりを持てたとしたらこんなに幸せなことはありません。ここまでお読みいただき、

ⒿCOPY　498-04836

本当にありがとうございました。

　今回本書を作成するにあたりまして、関係者の皆様から、暖かいご指導をいただきました。中外医学社の岩松宏典様には、前著「グレートクリニックを作ろう」に引き続きまして出版の労を取りはからっていただき深く感謝申し上げます。また校正を賜りました山本むつみ様にも御礼申し上げます。

　最後に、最愛の私の妻絢と、俊乃介、遼太、尊、三人の息子たちへ。
　彼らと過ごす幸せな家庭生活の礎があってこそ、こうして毎日楽しく仕事をさせてもらっているのだと深く感謝しております。本当に、本当にありがとう。

　私がこのようにして出版することができたことは、ひとえに関わって頂いた皆様のおかげです。ここに感謝の気持ちを表するとともにお世話になった方々のお名前を掲載させていただきます。

[50音順　敬称略]
相川佳之　青木仁志　天野智敦　飯田和典　池谷　淳　石川和郎　伊藤　勝
今泉宏哲　岩松宏典　上田隆志　上野悟史　上村裕和　梅岡　絢　梅岡俊乃介
梅岡遼太　梅岡　尊　梅岡正昭　梅岡久仁子　梅岡昌司　鵜山太一　老木浩之
大石　晃　大川親宏　大隅泰則　太田一郎　大谷嘉春　大橋正實　小笠原誠
岡本雅典　尾崎智哉　梶川大介　金澤洋平　金子秀紀　金田宏和　北坂盛治
北野一夫　北原　礼　木戸茉莉子　木村元子　久保華図八　来丸貴志　俊藤友住了
齊藤達矢　坂井邦光　阪上雅史　坂田義治　佐々木知　佐藤英郎　澤西雄一郎
澤西和恵　ジェイ・エイブラハム　ジェームス・スキナー　志賀嘉典　地當一郎　島崎　透
清水康一郎　清水智之　白井　勝　白岡亮平　瀬戸口崇　高松俊輔　田草雄一
田中博紀　田邊秀徳　田辺修一　田邉良平　千葉　孝　鶴原敬三　朝永康徳
道幸武久　鳥居祐一　内藤宏昌　内藤孝司　西川晃司　丹生健一　根本和馬
丹羽浩之　濱本由記子　林　民夫　原田幸二　平塚仁志　福田多介彦　藤田定則
細井裕司　松谷亮一　松原　令　松本浩明　松屋豪文　三代康雄　宮浦大通

村田保博　安江正樹　山本和弘　山本むつみ　山吉　学　家根且有　横田英毅
吉田和晃　吉田真一郎　依田明治　寄田幸司　渡辺俊一　渡辺　伸

医療法人梅華会のスタッフの皆様
阿江尚子　赤井澄恵　秋山　岬　飯田菜月　碇真璃亜　江本美枝　大塚由貴
小笠原さつき　小野美華　金原扶宜子　笹井千紗　下垣美香　杉本あすか　角映里奈
瀬上直子　高村　恵　谷岡真希子　南野尚也　橋本結衣　鳩野さつき　福岡明子
藤本美友　藤原直子　返脚紗也香　馬込有梨　松岡ゆかり　松田邦彦　宮内房枝
宮永智子　村上英之　茂久田珠里　山田幸子　山本さなえ　山本眞由美　吉田宏美
吉村陽子　吉本公一郎　渡部秀子　渡部麻由子

　そして、この本を読んでくださった先生皆さんとは、勉強会やセミ
ナーなどでお会いできることを楽しみにしています。

医療法人社団　梅華会　理事長　**梅岡　比俊**

連絡先メールアドレス　umehanakai@umeoka-cl.com

JCOPY　498-04836

梅岡比俊（うめおか ひとし）

兵庫県芦屋市生まれ
1999 年　奈良県立医科大学卒業
2001 年　野口病院耳鼻咽喉科（別府）
2002 年　星ヶ丘厚生年金病院耳鼻咽喉科（大阪）
2004 年　耳鼻咽喉科麻生病院（札幌）
　　　　　耳鼻咽喉科認定医取得
2007 年　市立奈良病院耳鼻咽喉科
2008 年　梅岡耳鼻咽喉科クリニック開設
2011 年　医療法人梅華会理事長
　　　　　阪神西宮に分院開設
2013 年　芦屋に第三分院開設
2014 年　尼崎武庫之荘に第四分院開設

経営学を学んでいないドクターのための
クリニック成功マニュアル　　　　　　Ⓒ

発　　行　　2016 年 4 月 10 日　　1 版 1 刷
　　　　　　2016 年 12 月 10 日　　1 版 2 刷
　　　　　　2018 年 10 月 25 日　　1 版 3 刷

著　　者　　梅 岡 比 俊

発行者　　株式会社　中外医学社
　　　　　　代表取締役　青 木　　滋

　　　　　　〒 162-0805　東京都新宿区矢来町 62
　　　　　　電　話　　　（03）3268-2701（代）
　　　　　　振替口座　　00190-1-98814 番

印刷・製本/有限会社祐光　　　　　　　＜ HI・SH ＞
ISBN978-4-498-04836-2　　　　　　　Printed in Japan

JCOPY　＜（社）出版者著作権管理機構 委託出版物＞